Prof. Dr. Christian J. Thaler
Dr. Sabine Kindler-Doleschel
unter Mitarbeit von Dr. Heike Kovacs

Ich will schwanger werden

Prof. Dr. Christian J. Thaler
Dr. Sabine Kindler-Doleschel
unter Mitarbeit von
Dr. Heike Kovacs

Ich will schwanger werden

Entspannt zum Wunschkind
mit der FertiRelax-Methode

Econ

»Nicht müde werden,
sondern dem Wunder
leise
wie einem Vogel
die Hand hinhalten.«

Hilde Domin

Inhalt

Vergebliches Warten auf ein Baby?

»Das Schicksal gewährt uns unsere Wünsche, aber auf seine Weise, um uns etwas über unsere Wünsche geben zu können.«

Johann Wolfgang von Goethe

Kinderkriegen, das ist doch die einfachste und natürlichste Sache der Welt, so denkt man. Und sich fortpflanzen gehört zum Menschen genauso wie zu allen anderen Lebewesen der Erde. Es ist ein elementares, tief verwurzeltes biologisches Bedürfnis. Doch Nachwuchs kann man nicht bestellen. Dies wird Paaren, die vergeblich auf ein Baby warten, schmerzlich bewusst. Wenn sich das nicht erfüllt, was bei anderen so selbstverständlich ist, dann gerät oft das ganze Leben aus der Bahn. Und je länger ein Paar warten muss, desto tiefer graben sich oft Kummer und Schmerz über die Unfruchtbarkeit in die Seele ein. Häufig so tief, dass die eigene Existenz manchmal fast sinnlos erscheinen und die Partnerschaft in eine schwere Krise geraten kann.

Warum es Sie nicht alleine trifft

Weshalb ausgerechnet wir? Diese Frage stellen sich nicht nur Sie, sondern viele andere Paare mit Ihnen. Denn ungewollte Kinderlosigkeit ist schon lange kein Randthema mehr. Im Gegenteil: Die Zahl der Paare, denen es genauso geht wie Ihnen, nimmt stetig zu. Nach Expertenschätzung ist fast jede sechste Ehe unfreiwillig kinderlos – Tendenz steigend. Damit sich ihr sehnlichster Wunsch erfüllt, müssen die »Wunscheltern« medizinische Hilfe in Anspruch nehmen. Der steigende Bedarf an Kinderwunschbehandlungen erklärt, warum sich die Fortpflanzungsmedizin in den letzten Jahren so rasant entwickelt hat.

So hilfreich die medizinischen Therapien sind, verlangen sie den Paaren doch meist viel ab und werfen auch eine Menge Fragen auf. Wo und wie finden wir einen guten Arzt? Welche Therapie ist für uns geeignet? Wie lange wird es dauern, bis sich der Erfolg einstellt? Und was, wenn es nicht klappt? Neben der Frage ihrer eigenen Belastbarkeit und der Überlegung, wie viel sie sich zumuten möchten, müssen sich Paare auch mit den ethischen Problemen auseinander setzen, die manche fortpflanzungsmedizinischen Techniken aufwerfen. Das heißt: Wollen sie wirklich alles, was medizinisch machbar ist, für ihr Ziel – das eigene Kind – in Anspruch nehmen? Oder setzt sich das Paar Grenzen, an denen es sagt: »Bis hierher und nicht weiter, wir wollen das Kind nicht erzwingen«?

Information und Rat für Betroffene

Dieses Buch kann Ihnen sicher nicht auf jede Frage eine Antwort geben, denn dazu ist das Thema Kinderwunsch viel zu komplex und zu individuell. Aber es kann Sie auf dem Weg der Kinderwunschbehandlung begleiten, mit Informationen und Rat zur Seite stehen und vielleicht auch bei der einen oder anderen schwierigen Entscheidung eine Hilfe sein. Außerdem möchten wir Sie mit diesem Ratgeber ermutigen, sich offen mit Ihrem Kinderwunsch auseinander zu setzen, das Gespräch mit anderen zu suchen und bei den für Sie optimalen Experten Hilfe einzuholen. Der Erfahrungsaustausch mit anderen Betroffenen, aber auch der Kontakt zu Fachleuten, wie Ärzten und eventuell auch Psychotherapeuten, wird es Ihnen erleichtern, die eigene Situation besser zu verarbeiten, Kraft zu schöpfen für die Belastungen einer Behandlung und neue Perspektiven für Ihre Situation und Ihr Leben zu finden.

Das Wunder werdenden Lebens

Damit Sie die medizinischen Maßnahmen und modernen Techniken der Kinderwunschbehandlung besser einschätzen und die für Sie stimmigen Entscheidungen treffen können, hilft das Wissen, wie die Fortpflanzung funktioniert. In diesem Kapitel erfahren Sie deshalb zunächst die Abläufe im weiblichen Monatszyklus, bei der Befruchtung sowie am Beginn des Lebens.

Was geschieht, wenn ein Kind entsteht

»Warum ist Leben so einzigartig? Wir sind etwas Besonderes, weil wir wesenhafte Bestandteile der Unendlichkeit sind. In unseren Körpern kreisen die gleichen Elemente, welche die Sterne zum Leuchten bringen.«

Susan Schiefelmann im GEO-Buch »Der Mensch«

Auch wenn es sich bereits milliardenfach wiederholt hat und täglich unzählige Male auf der Welt passiert: Es ist immer wieder ein Wunder, wenn sich Ei- und Samenzelle vereinen und aus dieser Verschmelzung der Kristallisationskeim für ein neues, eigenständiges Leben entsteht. Doch was geschieht in den männlichen und weiblichen Geschlechtsorganen, was vollzieht sich im Körper der Frau, damit nach neun Monaten ein Kind zur Welt kommt?

Das passiert im Körper der Frau

Mit der ersten Menstruation, die heute in einem Alter von ungefähr 12 bis 13 Jahren einsetzt, tritt ein Mädchen in seine fruchtbare Lebensphase ein. Alle vier Wochen reift nun in ihren Eierstöcken eine Eizelle heran, selten sind es auch zwei oder drei. Jede dieser Eizellen liegt in einem Eibläschen, in der Fachsprache Follikel genannt, das sie wie eine Schutzhülle umgibt. In diesem Follikel wird auch gleichzeitig das weibliche Geschlechtshormon Östrogen gebildet. Es hat viele wichtige Aufgaben im Organismus der Frau zu erfüllen. Eine wesentliche ist der Aufbau der Gebärmutterschleimhaut, damit sich der frühe Embryo dort einnisten und zu einem Baby heranwachsen kann.

Von der Eizelle zum befruchteten Ei

Damit die Eizelle so weit ausreift, dass sie überhaupt befruchtungsfähig wird, werden einige weitere hormonelle Prozesse aktiviert. Aus der Hirnanhangsdrüse, der Hypophyse, wird das Hormon FSH (follikelstimulierendes Hormon) freigesetzt, das den Follikel zum Wachsen anregt.

Etwa am 14. Zyklustag – gezählt vom ersten Tag der Menstruation an – schüttet die Hirnanhangsdrüse ein weiteres wichtiges Hormon aus, das LH (luteinisierendes Hormon) oder auch Eisprunghormon genannt. Dieses Hormon bringt nämlich den reifen Follikel zum Platzen und die Eizelle kann so aus dem Eierstock »herausspringen«.

Die Eizelle wird nun von dem trichterförmigen Ende des Eileiters, der sich über den Eierstock stülpt, aufgefangen. Dieser »Ei-Auffang-Mechanismus« ist in seinem Ablauf noch nicht ganz geklärt. Es ist aber wichtig zu wissen, dass nicht jede Eizelle automatisch in den Eileiter gelangt.

Die Wahrscheinlichkeit einer Schwangerschaft liegt bei gesunden Paaren bei etwa 20 Prozent pro Zyklus. Das heißt, auch wenn alles in Ordnung ist, kann es länger dauern, bis sich ein Wunschkind »anmeldet«.

Nach der Ovulation (Eisprung) bildet sich im Eierstock aus den Resten des Follikels der so genannte Gelbkörper (Corpus luteum). Nachdem in der ersten Zyklushälfte das Östrogen dominiert hat, ist es nun die wesentliche Aufgabe des Gelbkörpers, das Haupthormon der zweiten Zyklushälfte zu produzieren, das Progesteron. Dieser Botenstoff ist auch als »Mutterhormon« bekannt. Sollte nämlich tatsächlich eine Empfängnis stattgefunden haben, trägt das Progesteron Sorge, dass sich der Embryo in die Gebärmutterschleimhaut einnisten und dann im Mutterleib optimal entwickeln kann. Für die ersten drei Schwangerschaftsmonate bleibt der Gelbkörper im Eierstock bestehen, damit durch ihn die anfängliche Progesteronversorgung sichergestellt ist. Später übernimmt der Mutterkuchen (Plazenta) diese Funktion und das Corpus luteum bildet sich langsam zurück.

Faszinierend: Etwa 400-mal vollzieht sich das zyklische Geschehen im Leben einer Frau, jeden Monat aufs Neue.

Hat keine Befruchtung stattgefunden, erfolgt nach etwa 14 Tagen die Rückbildung des Gelbkörpers. Auch die Gebärmutterschleimhaut wird mit der nächsten Menstruation wieder abgestoßen und der Vorgang kann von neuem beginnen.

Das passiert im Körper des Mannes

Auch bei einem Jungen setzt die Reifung der Samenzellen mit der Pubertät ein und wird durch Hormone gesteuert. Ein wichtiger männlicher Botenstoff ist das Testosteron, das in den Hoden gebildet wird. Pro Tag werden ungefähr 100 Millionen Spermien produziert, eine unglaublich große Zahl und ein großer »Überfluss der Natur«, wenn man bedenkt, dass ja eigentlich nur eine Samenzelle für die Befruchtung einer Eizelle und die Entstehung eines Kindes benötigt wird. Spermien brauchen ihre Reifezeit: Es dauert etwa drei Monate, bis sie sich aus unreifen Vorstufen zu fertigen Samenzellen entwickelt haben, die in der Lage sind, mit einer Eizelle zu verschmelzen.

Spermien auf dem Weg zur Befruchtung

Wenn Samenzellen »erwachsen« geworden sind, haben sie eine Größe von etwa sechs Hunderstel Millimetern. Zum Vergleich: Die weibliche Eizelle ist ein Zehntel Millimeter groß – also um ein Vielfaches größer. Die Spermien besitzen nun die charakteristische Form mit einem kleinen, ovalen Kopf, einem Hals- und Mittelstück sowie einem Schwanz, der sich sehr rasch bewegt. So gestaltet sind die Spermien fähig, sich auf die Reise zu machen, um eine befruchtungsfähige Eizelle zu erobern. Hat ein Mann einen Samenerguss, befinden sich in den etwa zwei bis vier Millilitern Samenflüssigkeit zwischen 50 und 400 Millionen Spermien.

Es gibt nur einige wenige fruchtbare Tage im weiblichen Zyklus. Diese zu treffen, ist gar nicht so einfach.

Findet wenige Tage vor und maximal einen Tag nach der Ovulation Geschlechtsverkehr statt, ist die Chance für eine Befruchtung gegeben. Die Samenzellen gelangen durch ihre Eigenbeweglichkeit sowie komplexe chemische und physikalische Mechanismen von der Scheide durch die Gebärmutter zum Eileiter. Aufgrund wellenartiger Bewegungen des Eileiters – er verfügt über eine Muskulatur, die ihn beweglich macht – werden Ei- und Samenzellen »aufeinander zu geschoben«. Irgendwo im Eileiter treffen sie sich, wobei von den vielen Millionen Samenzellen, die auf die Reise geschickt wurden, oft nur einige Tausend ihr Ziel erreichen. Und nur eine schafft es schließlich, die Hüllen der Eizelle zu durchdringen und mit ihr zu verschmelzen.

So wächst das Ungeborene im Mutterleib heran

Nun nimmt das Wunder seinen Lauf: Das Erbgut von Vater und Mutter mischen sich in Form der jeweils halben Chromosomensätze (Träger der Erbanlagen in der Samen- bzw. Eizelle) und noch im Eileiter beginnt sich die befruchtete Eizelle zu teilen und in Richtung Gebärmutter zu wandern. Nach etwa drei Tagen hat sich der jetzt entstandene Embryo in eine winzige Kugel verwandelt, die aus einem Verbund von etwa 16 Zellen besteht – die so genannte Morula (bezeichnet nach dem lateinischen Wort für Maulbeere).

Im Alter von fünf oder sechs Tagen tritt der Embryo in die Gebärmutter, nistet sich dort ein und teilt sich unentwegt weiter. Am siebten oder achten Tag nach der Befruchtung nimmt der Embryo Kontakt zum Blutkreislauf der Mutter auf. Jetzt werden Botenstoffe direkt in das mütterliche Blut abgegeben, zum Beispiel das Schwangerschaftshormon HCG, das jetzt bereits im mütterlichen Blut und Urin nachweisbar ist.

Entwicklung in rasantem Tempo

Langsam beginnen die Zellen sich zu spezialisieren und allmählich verschiedene Gewebestrukturen und -texturen zu schaffen. Bereits beim drei Wochen alten Embryo entwickeln sich auf diese Weise schon Nervensystem und Gehirn. Nach weniger als vier Wochen hat das heranwachsende Ungeborene ein schlagendes Herz und winzige erste Atemorgane bilden sich heraus, die später zur Lunge werden, um nach der Geburt Sauerstoff aufnehmen zu können.

Nach sechs Wochen hat der Embryo eine Länge von etwa 1,5 Zentimetern und ist – schwimmend in seiner Fruchtblase – schon gut als winzig kleiner Mensch zu erkennen. Mit zwölf Wochen verfügt das Ungeborene bereits über die Möglichkeit, sich richtig zu bewegen und kann sogar schon Purzelbäume schlagen. So geht die Entwicklung in rasantem Tempo weiter, bis nach neun Monaten ein Mensch das Licht der Welt erblickt – unverwechselbar und einzigartig.

Die Entstehung neuen Lebens erfordert das Zusammenspiel zahlreicher Einzelprozesse. Für Paare in einer Kinderwunschbehandlung ist es beruhigend, zu wissen, dass sie statistisch gesehen fast die gleichen Chancen für eine Schwangerschaft haben wie unter natürlichen Bedingungen. Wichtig sind vor allem auch Gelassenheit und Vertrauen. Andererseits hat die Natur viele Reserven und Sicherheiten vorgesehen, um die Fortpflanzung sicherzustellen: Es können mindestens 400 Eizellen zur Befruchtung kommen und hierzu stehen Hunderte von Millionen Spermien zur Verfügung.

Probleme mit der Fruchtbarkeit

Es gibt eine Reihe von Faktoren, die dazu führen können, dass der Wunsch nach einem Kind (lange Zeit) unerfüllt bleibt. Zum einen erfolgt die Familienplanung heutzutage später als das früher üblich war, zum anderen können verschiedene körperliche und psychische Faktoren bei Mann und Frau dazu beitragen, dass die Fruchtbarkeit vermindert ist.

Warum ungewollte Kinderlosigkeit zunimmt

»Keine Nacht ist lang und dunkel genug, um das Aufsteigen der Morgenröte verhindern zu können.«

Tibetische Weisheit

Wann gilt ein Paar als unfruchtbar? Die Weltgesundheitsorganisation, kurz WHO, hatte Unfruchtbarkeit einmal folgendermaßen definiert: Ein Paar galt als steril, wenn sich nach einem Jahr regelmäßigen und ungeschützten Geschlechtsverkehrs eine Schwangerschaft nicht einstellte. Diese Regel wurde aber durch neuere Untersuchungen aufgehoben, denn Studien haben ergeben, dass mindestens jedes dritte Paar länger als ein Jahr auf eine Schwangerschaft warten muss. Und das selbst dann, wenn bereits Kinder geboren wurden, also primär keine Probleme mit der Fruchtbarkeit vorlagen. Wenn nach 12 Monaten noch keine Schwangerschaft eingetreten ist, braucht sich ein Paar also noch keine allzu großen Sorgen zu machen. Es muss nämlich keine absolute Sterilität vorliegen, es handelt sich vielleicht nur um eine verminderte Fruchtbarkeit, die sich beispielsweise mit Veränderungen der Lebensgewohnheiten oder einfachen Maßnahmen wieder reguliert.

Es trifft Mann und Frau

Die Ursachen einer ungewollten Kinderlosigkeit liegen etwa zu gleichen Teilen bei Mann und Frau. In etwa 20 Prozent der Fälle sind sogar beide Partner gleichzeitig betroffen, es hat also beispielsweise der Mann eine Samenschwäche und die Frau verklebte Eileiter. Bei ungefähr zehn Prozent der Paare kann keine Ursache für die Unfruchtbarkeit gefunden werden. Bei einer solchen so genannten idiopathischen Sterilität können (bisher) keine eindeutigen organischen Ursachen diagnostiziert werden. Dies verwundert eigentlich nicht angesichts der unendlich komplexen Vorgänge, die beim Schwangerwerden ablaufen.

Mediziner unterscheiden zwischen primärer und sekundärer Sterilität. Als primär unfruchtbar gilt eine Frau, die noch niemals schwanger war. Von sekundärer Sterilität spricht man, wenn irgendwann einmal eine Empfängnis stattgefunden hat, gleichgültig, ob die Schwangerschaft zur Geburt eines Kindes geführt hat oder nicht.
Anhand einer Untersuchung von 6700 unfruchtbaren Paaren aus 13 Ländern konnte festgestellt werden, dass die primäre Sterilität mit einem Anteil von 65 Prozent gegenüber der sekundären überwiegt.

Aufgeschobene Familienplanung

Früher war das Kinderkriegen weitgehend den Gesetzmäßigkeiten der Natur unterworfen. Wenn sich ein Paar zusammentat, dann kam der Nachwuchs meist einfach so – und das schon in sehr jungen Jahren, in der Regel mit Anfang 20.

Mit der »Pille« entstand eine neue Ära der Familienplanung. Paare hatten jetzt ein wirksames, zuverlässiges Verhütungsmittel zur Hand und konnten damit bewusst entscheiden, ob und wann sie ein Kind haben wollten. Dazu kam, dass sich die Lebens- und Arbeitsgewohnheiten in unserer Gesellschaft in den letzten Jahren grundlegend geändert haben. Junge Frauen absolvieren heute genauso wie Männer eine lange Schul- und Berufsausbildung und planen anschließend ihre Karriere im Job. Berufliche Selbstverwirklichung und Schaffung materieller Sicherheiten haben bei den meisten modernen Paaren Vorrang vor dem Kinderwunsch. Der stellt sich dann erst später ein, wenn alles erreicht, die Partnerschaft gefestigt ist und zum gemeinsamen Glück nur noch ein Baby fehlt.

> Junge Paare entschließen sich immer häufiger dazu, das Kinderkriegen aufzuschieben. Dann aber ist oft schon die günstigste Zeit für die Fruchtbarkeit verpasst.

Eltern werden immer »älter«

So kommt es, dass in der modernen Industriegesellschaft ein Großteil der Mütter über 30 Jahre alt ist, wenn sie ihr erstes Kind erwarten. Es ist dabei einerseits sicher entlastend für ein Paar, wenn wichtige berufliche Etappen schon zurückgelegt und soziale und materielle Sicherheiten geschaffen werden konnten, bevor das Wunschkind kommt. Andererseits haben die biologischen Gegebenheiten mit den gesellschaftlichen Veränderungen nicht Schritt gehalten: Der optimale Zeitraum für Empfängnis und Schwangerschaft liegt eigentlich schon zwischen 18 und 25 Jahren. Danach nimmt die Fruchtbarkeit bereits langsam wieder ab.

Der Vorteil »älterer« Eltern, erfahrener und gefestigter zu sein, kann so den Nachteil verminderter Fruchtbarkeitschancen und letztlich auch einer verminderte Zeitspanne zum Kinderkriegen mit sich bringen. Sicherlich ist es heute schwerer denn je, den richtigen Zeitpunkt zu finden.

Ungesunde Lebensweise erschwert das Schwangerwerden

Für die meisten Paare ist es selbstverständlich, dass im Fall einer Schwangerschaft alles tabu zu sein hat, was das Ungeborene in seiner Entwicklung beeinträchtigen könnte: allem voran Alkohol und Nikotin. Doch können sich ungesunde Lebens- und Ernährungsgewohnheiten bereits im Vorfeld negativ auswirken und die Fruchtbarkeit beeinträchtigen. Die folgenden Punkte sollten Sie in jedem Fall vermeiden.

Rauchen

Zahlreiche Studien belegen, dass Raucherinnen größere Schwierigkeiten haben, schwanger zu werden, als Nichtraucherinnen. Wenn doch eine Schwangerschaft eintritt, ist das Risiko für eine Fehlgeburt bei Raucherinnen erhöht. Auch eine Kinderwunschbehandlung ist erwiesenermaßen weniger erfolgreich, wenn die Frau ihren Zigarettenkonsum nicht einzustellen vermag. Für Männer gilt das Gleiche: Durch den blauen Dunst wird die Spermienqualität deutlich reduziert, die Chancen, ein Kind zu zeugen, verschlechtern sich.

Die Ursachen: Nikotin und die vielen anderen schädlichen Substanzen in Zigaretten führen zu einer verringerten Durchblutung der empfindlichen Keimdrüsen, also der Eierstöcke bei der Frau und den Hoden beim Mann. Zudem werden durch

Es ist oft schwer, sich das Rauchen abzugewöhnen. Wenn Sie sich ein Kind wünschen, sollten Sie und Ihr Partner jedoch alles daransetzen, es zu schaffen, Nichtraucher zu werden. Jetzt, wo Sie ein konkretes Ziel vor Augen haben, fällt Ihnen dies sicher leichter.
Es gibt heute außerdem einige Methoden der Zigarettenentwöhnung, die Erfolg versprechend sind, zum Beispiel die Anwendung eines Nikotinpflasters oder eine Akupunkturbehandlung.
Lassen Sie sich beraten, beispielsweise von einem Arzt oder Apotheker, und machen Sie sich das Loskommen von der Zigarette zur gemeinsamen Aufgabe. Unterstützen Sie sich gegenseitig: für sich, für Ihren Partner und für Ihr Kind!

Zigarettenrauch Stoffwechsel und Hormonhaushalt ins Ungleichgewicht gebracht, Zyklusstörungen und Probleme bei der Eireifung können die Folge sein.

Starkes Übergewicht

Untersuchungen beweisen, dass überschüssige Körperpfunde nicht nur einen Risikofaktor für Herz-Kreislauf- und Stoffwechselerkrankungen wie beispielsweise Diabetes mellitus darstellen, sondern auch zu Fruchtbarkeitsproblemen führen können. Da weibliche Geschlechtshormone zu einem großen Teil im Fettgewebe gespeichert werden, kann sich ein zu großer Fettanteil bei Frauen negativ auf den Zyklus auswirken.

Ihrer eigenen Gesundheit zuliebe, aber auch für Ihr Wunschkind sollten Sie daher auf ein normales Körpergewicht achten. Am besten errechnen Sie dies mit dem so genannten Body-Mass-Index (BMI).

Ihren Body-Mass-Index errechnen Sie am einfachsten mit der folgenden Formel:
BMI = Gewicht (in Kilogramm) : Größe x Größe (in Meter)

Der nach dieser Formel errechnete Wert sollte idealerweise zwischen 20 und 25 liegen. Ein BMI von 26 und mehr zeigt Übergewicht an.

Die einzige Methode, um wirklich dauerhaft und erfolgreich abzunehmen, heißt: konsequente Ernährungsumstellung plus regelmäßige Bewegung. Alles andere hilft nichts! Keine noch so gepriesene Diät bringt einen Langzeiteffekt, denn wenn nach der Diät wieder die alten Essgewohnheiten aufgenommen werden, sind die Pfunde ganz schnell wieder da – oft sogar, durch den so genannten Jo-Jo-Effekt bedingt, noch mehr und hartnäckiger als zuvor.

Ernähren Sie sich ausgewogen, mit viel frischem Obst und Gemüse, wenig Fettem und Süßem. Bewegen Sie sich regelmäßig, möglichst an der frischen Luft und treiben Sie (Ausdauer-) Sport – am besten gemeinsam mit Ihrem Partner. Auch hier gilt: aktiv und miteinander zum Wunschkind!

Starkes Untergewicht

Vor allem junge Frauen hungern sich oft auf einen Body-Mass-Index von 19 oder noch weniger herunter, um dem Medienimage des superschlanken Models zu entsprechen. Doch auch Untergewicht kann zu Zyklusstörungen und sogar zum Ausbleiben der Regelblutung führen, weil dem Organismus wichtige Stoffe zum Aufbau und zur Regulierung der Hormone fehlen.

Es kann manchmal sehr schwer sein, vom hohen Ideal einer Mannequinfigur abzulassen. Wenn Sie insgeheim das Gefühl haben, zu strikt mit Ihrer Diät, Ihren Essgewohnheiten oder Ihrem Fitnessprogramm zu sein, sollten Sie sich vielleicht einer kompetenten Vertrauensperson – einem Arzt oder Psychotherapeuten – öffnen. Manche Essstörungen sind aber auch ganz alleine zu bewältigen.

Umweltgifte setzen der Fortpflanzung zu

Nitrat im Wasser, Pestizide in Obst und Gemüse, Hormone im Fleisch, Dioxine im Boden, Stickoxide in der Luft. Immer wieder lassen uns Meldungen über belastete Nahrungsmittel aufschrecken und erfahren, wie groß die Gefahren für unsere Gesundheit sind. Die Krankheitsfälle, die mit Umweltschadstoffen zusammenhängen, steigen dramatisch: Allergien, Atemwegskrankheiten, Hautleiden.

Und wie ist es mit der Fruchtbarkeit? Wissenschaftler bestätigen, was viele Frauen und Männer mit Kinderwunsch befürchten: Auch die Fortpflanzungsorgane können durch Umweltgifte geschädigt werden. Die Folge: weniger gesunde Spermien, schlechtere Reifung der Eizellen, geringere Befruchtungschancen, weniger Schwangerschaften.

»Seid fruchtbar und mehret Euch und füllet die Erde und machet sie Euch untertan.« So steht es im ersten Buch Mose geschrieben. In allen großen Weltreligionen spielt das Thema Fruchtbarkeit und Kindersegen eine ganz wichtige Rolle.

Jeder reagiert anders auf Belastungen

Bei all den Schreckensmeldungen ist es heute nicht immer ganz einfach, nicht in Panik zu verfallen, Job oder Wohnung zu kündigen, aufs Land zu ziehen und nur noch selbst angebaute Nahrungsmittel zu konsumieren. Andererseits haben Kollegen, Nachbarn und Bekannte mit sehr ähnlichen Lebens- und Ernährungsgewohnheiten offenbar keinerlei Probleme beim Schwangerwerden und Kinderkriegen.

Natürlich sollten Sie bei der Auswahl der Nahrung und der Gestaltung Ihrer Lebensbedingungen sensibel und kritisch sein. Und wenn Sie den Eindruck haben, dass Sie oder Ihr Partner überdurchschnittlich von Umweltgiften belastet sind, fragen Sie einen Fachmann, zum Beispiel einen Umweltmediziner. Aber bedenken Sie: Die Zusammenhänge zwischen der Belastung mit einzelnen Schadstoffen (der wir alle mehr oder weniger unterliegen) und der Fruchtbarkeit sind im Einzelnen noch sehr wenig erforscht.

Stress kontra Fruchtbarkeit

Stress und Hektik unserer schnelllebigen, leistungsorientierten Gesellschaft können viele Lebensfunktionen beeinflussen – und es erstaunt nicht, dass sich dies auch mehr oder weniger direkt auf Fruchtbarkeit und Zeugungsfähigkeit auswirken kann. Warum das so ist und wie sehr das Kinderkriegen dadurch gebremst wird, ist im Einzelnen noch nicht erforscht.

Der Anteil der Psyche am Problem

Es steht jedoch fest, dass alle Regulationsmechanismen im Körper von Mann und Frau zu einem großen Teil über die Psyche gelenkt werden – so auch die hormonellen Aktivitäten. Auch bei Tieren ist bekannt, dass im Fall von unnatürlichen, Stress auslösenden Lebensbedingungen – zum Beispiel in Gefangenschaft, im Zoo oder bei starker Lärmbelastung – die Fortpflanzung erheblich eingeschränkt sein kann. Wenn nun beispielsweise ein von Erfolgs- und Karrieredruck getriebener, von Sorgen geplagter – vielleicht auch noch dem »Fruchtbarkeitskiller« Nikotin verfallener – Ehemann zu wenig gesunde Spermien hat, um damit ein Kind zu zeugen, ist das vor diesem Hintergrund eigentlich gar nicht verwunderlich.

Körperliche und seelische Faktoren beachten

Wie schon gesagt, die Ursachen für Fruchtbarkeitsstörungen liegen jeweils etwa zur Hälfte bei Mann und Frau. Dahinter können sich körperliche und seelische Faktoren verbergen sowie häufig auch eine Kombination von beidem. In jedem Fall ist es so, dass körperliche Probleme wie eine hormonelle Störung oder eine Endometriose (Gebärmutterschleimhaut, die sich in anderen Köperbereichen angesiedelt hat, siehe auch Seite 44 f.) von seelischen Komponenten begleitet oder überlagert werden. Zusätzlich stellt die Kinderwunschbehandlung eine große psychische Belastung dar.

Es kann also durchaus Sinn machen, diesen »psychischen« Aspekten im Rahmen der Behandlung Aufmerksamkeit zu schenken und eine begleitende Therapie durchzuführen, um die

Belastungen leichter und gelassener zu bewältigen. Viele Kinderwunschzentren vermitteln deshalb den Kontakt zu Psychotherapeuten oder Selbsthilfegruppen.

Heutige Paare haben meist einen hohen Anspruch an ihr Leben: Karriere, Erfolg, Selbstverwirklichung und Kinder. Das alles »unter einen Hut zu kriegen« ist nicht so leicht – und leider scheitert es manchmal ausgerechnet an dem, was so einfach und selbstverständlich scheint: am Kind.

Wenn sich der Körper weigert

Dass sich ein Kinderwunsch nicht erfüllen will, kann viele verschiedene organische Ursachen haben. Dazu zählen Störungen im Hormonhaushalt von Mann und Frau, früher durchgemachte Erkrankungen, Entzündungen oder Anomalien der Fortpflanzungsorgane sowie eine verminderte Spermienqualität. Auch eine ungesunde Lebensweise hat Einfluss auf die Fruchtbarkeit.

Woran es liegen kann, wenn kein Kind kommt

»Was wärst du, Wind,
wenn du nicht Bäume hättest
zu durchbrausen;
was wärst du, Geist,
wenn du nicht Leiber hättest,
drin zu hausen!
All Leben will Widerstand.
All Licht will Trübe.
All Wehen will Stamm und Wand,
dass es sich dran übe.«

Christian Morgenstern

Auf der Suche nach den möglichen Ursachen für unerfüllten Kinderwunsch sollten Sie als Paar immer gemeinsam medizinische Hilfe suchen, denn es ist wichtig, dass Sie beide untersucht werden und Ihr Arzt eventuellen Problemen und Risikofaktoren auf die Spur kommt.

Entzündungen im Unterleib

Es gibt eine Reihe von Krankheitserregern, zum Beispiel so genannte Chlamydien, die zu aufsteigenden Entzündungen der Geschlechtsorgane führen können – bei der Frau im Unterleib, beim Mann im Bereich von Hoden, Nebenhoden und Prostata. Das Gefährliche solcher Keime ist, dass die Infektion – vor allem von der Frau – oft gar nicht bemerkt wird, da sie keine oder nur geringe Symptome verursacht. Die Erreger haben so die Chance, sich ungehindert auszubreiten und Zerstörungsprozesse in Gang zu setzen: Bei der Frau entwickeln sich als Hauptkrankheitsbild Adnexitiden. Das sind Eileiterentzündungen, die bei längerem Verlauf fast immer Verwachsungen und Narben nach sich ziehen. Beim Mann können als Folge einer Infektion, beispielsweise mit Chlamydien, die Samenleiter verkleben. Auch Nebenhoden und Prostata sind häufig betroffen.

Chlamydien – weit verbreitet und tückisch

In den USA infizieren sich jedes Jahr schätzungsweise über vier Millionen Menschen mit den bakteriellen Erregern, viele in einem jungen Alter von 16 bis 20 Jahren. Auch bei uns geht man von einer ständig steigenden Zahl an Neuinfektionen aus – vor allem in Großstädten. Bei einer Untersuchung des Klinikums Charité in 92 Berliner Schulklassen wurde festgestellt, dass zehn Prozent der 17-jährigen Mädchen infiziert waren. Chlamydien sollen an 30 bis 40 Prozent der weiblichen Sterilitätsursachen beteiligt sein, beim Mann sind sie für ungefähr die Hälfte aller Nebenhodenentzündungen verantwortlich. Aber: Durch frühzeitige Untersuchungen mittels spezieller Tests sowie einer Therapie mit Antibiotika können die Erreger erfolgreich bekämpft werden, so dass sie keinen Schaden anrichten.

Der Weg ist »versperrt«

Gar nicht so selten ist zum Zeitpunkt der Diagnosestellung – also, wenn der Arzt beispielsweise bei der Frau mittels einer Bauchspiegelung die Unterleibsorgane untersucht – die Entzündung so weit fortgeschritten, dass die Eileiter komplett verschlossen sind. Ei- und Samenzelle können sich dann nicht mehr begegnen, der Weg für die Befruchtung ist versperrt.

Es besteht aber auch die Möglichkeit, dass die Eileiter noch offen, durch Gewebeschwellungen (Ödeme) oder kleine Narben allerdings eingeengt oder abgeknickt sind. Eine Befruchtung könnte dann zwar noch erfolgen, die Gefahr ist aber groß, dass die befruchtete Eizelle im Eileiter hängenbleibt, nicht zur Gebärmutter transportiert werden kann und sich zu einer Eileiterschwangerschaft entwickelt. Das ist ein Notfall, der eine sofortige Operation nötig macht, da die schwangere Frau im schlimmsten Fall – wenn beispielsweise größere Blutgefäße einreißen – innerlich verbluten kann (siehe dazu auch den Abschnitt »Eileiterschwangerschaft: eine große Gefahr«, Seite 70 f.).

Keine Schuldzuweisungen!

Das Sexualverhalten der heutigen Zeit hat sich im Vergleich zu früher vollkommen geändert. Nur selten ist der Mann – oder die Frau – »der ersten Stunde« auch der Partner, mit dem man später Kinder haben wird. In der Zeit von Schule und Berufsausbildung, also dann, wenn die ersten Freundschaften und intimen Beziehungen entstehen, sind die meisten Paare »nur so zusammen«, um eine Strecke ihres Lebens gemeinsam zu gehen, sich Nähe zu geben und zusammen etwas zu erleben. Aber nicht im Traum denken sie daran, gleich eine Familie zu gründen und damit mehr oder weniger fest gebunden zu sein. Der Partner »fürs Leben« taucht meist sehr viel später auf. Dann, wenn schon einige Erfahrungen gemacht wurden und meist auch einige Beziehungen in die Brüche gegangen sind. Auch wenn es heutzutage ein Glück ist, sich den »richtigen« Partner, den Wunschvater oder die Wunschmutter für sein Kind auszusuchen und sich mit der Wahl Zeit zu lassen: Die oft lange Wartezeit sowie der häufigere Wechsel der Sexualpartner können Probleme mit sich bringen, weil das Risiko für Infektionen und Entzündungen erhöht ist. Leider passiert das oft gerade in recht jungem Alter, wenn noch wenige Erfahrungen bestehen und das Wissen über Sexualität sowie bestimmte Risiken noch nicht in ausreichendem Maß vorhanden ist.
Wenn im Rahmen der Kinderwunschdiagnostik und -therapie solche Probleme aus früherer Zeit aufgedeckt werden, sollten Sie als Paar jedoch unbedingt vermeiden, sich deshalb Vorwürfe zu machen oder sich gegenseitig die Schuld an der Kinderlosigkeit zu geben. Dies wirkt sehr kränkend und kann die Partnerschaft extrem belasten. Statt in die Vergangenheit, sollten Sie in die Zukunft blicken, das Problem gemeinsam anpacken und der medizinischen Hilfe für die Erfüllung Ihres Kinderwunsches vertrauen – denn die Chancen, beispielsweise verklebte Eileiter durch eine spezielle Behandlung zu umgehen und eine Schwangerschaft herbeizuführen, stehen sehr gut.

Auch Operationen – zum Beispiel die Entfernung eines entzündeten Blinddarms – können durch Narbenbildungen zu organischen Veränderungen führen und die Fruchtbarkeit beeinträchtigen.

Ungleichgewicht im Hormonsystem

Sie sind winzig klein, kaum messbar und zirkulieren nur in geringsten Spuren im Körper. Trotzdem spielen sie bei allen Lebensvorgängen eine maßgebliche Rolle und sind mit verantwortlich dafür, ob es uns körperlich und seelisch gut geht oder nicht. Die Rede ist von Hormonen. Herz-Kreislauf- oder Nervenfunktion, Lungen- oder Lebertätigkeit, die Arbeit von Nieren oder Verdauungssystem: Überall wirken Botenstoffe als Regulatoren und beeinflussen die dort ablaufenden Stoffwechselprozesse. Ohne Hormone keine Aktivität und keine Ruhephasen, kein Wachsein und kein Schlaf, keine Bewegungen und keine Empfindungen, kein Denken und keine Gefühle. Und ohne Hormone auch keine Kinder. Denn auch die Fortpflanzung gehorcht zu einem großen Teil den »Steuerbefehlen« der Antriebsstoffe, die so klein sind, dass man sie noch nicht einmal mit einem Elektronenmikroskop ausmachen kann.

Für die Fruchtbarkeit sind viele Hormone wichtig

Es sind die Sexualhormone, die wesentlich dazu beitragen, dass die Geschlechtsorgane von Mann und Frau richtig funktionieren und in ihnen die Ausgangszellen für neues Leben heranreifen können – die weiblichen Ei- und die männlichen Samenzellen.

Doch was viele nicht wissen: Auch andere Hormone, zum Beispiel aus der Schilddrüse oder den Nebennieren, nehmen mehr oder weniger direkt auf die Keimdrüsen Einfluss und haben so einen wichtigen Anteil an der Fortpflanzung. Über all diese Botenstoffe wachen die zentralen Steuerhormone, die aus dem

Im menschlichen Organismus zirkulieren Dutzende verschiedener Hormone. Ein Teil von ihnen überwacht und steuert die Sexualfunktionen mit.
Männer und Frauen haben grundsätzlich die gleichen Hormone, allerdings in unterschiedlicher Dosierung. Vor allem bei den Geschlechtshormonen bestehen diametrale Mengenverhältnisse: Frauen verfügen über vergleichsweise große Mengen an Östrogen und Gestagenen, dagegen nur über Spuren von Testosteron und anderen Androgenen. Bei Männern ist es genau umgekehrt. Ihre Testosteron- und Androgenspiegel liegen um ein Vielfaches über dem des weiblichen Geschlechts, dafür sind die Östrogene in ihrem Organismus nur in verschwindender Menge vorhanden.
In der Kindheit ist mit den Sexualhormonen nicht viel los, zu voller Aktivität erwachen sie erst mit der Pubertät. Dann kommt das ganze System auf Touren: Steuerhormone aus der Schaltzentrale im Gehirn, dem Hypothalamus, aktivieren Befehlshormone in der Zwischenstation, der Hirnanhangsdrüse, und diese geben Impulse an die Geschlechtsdrüsen weiter, welche wiederum Ausführungshormone wie Östrogene oder Androgene produzieren. Diese Hormone entfalten über Rezeptoren, also spezielle Empfangsstationen, an vielen Organen und an der Gebärmutter ihre Wirkung. So sind die Keimdrüsen von Mann und Frau, sprich: Eierstöcke und Hoden, aufs Engste mit dem Gehirn verbunden und über ein komplexes Rückmeldesystem wird fortwährend der Hormonfluss zwischen den Organen kontrolliert.

Gehirn und der Hirnanhangsdrüse, der Hypophyse, stammen. Ohne ihr Wirken käme das ganze System mit seinen komplexen Rückkopplungsmechanismen in kürzester Zeit zum Erliegen – und wie viele andere wichtige Funktionen wären auch Zeugungsfähigkeit und Empfängnis nicht möglich.

Wenn im Hormonsystem alles in Ordnung ist, merken wir das eigentlich nicht, weil die Prozesse im Verborgenen »normal«

ablaufen. Dass etwas nicht stimmen könnte, wird uns erst bewusst, wenn es zu Störungen kommt, also beispielsweise im Zyklus der Frau oder in den Geschlechtsfunktionen des Mannes. Die Mechanismen, die das hochkomplizierte Regulationssystem

Die wichtigsten Hormone für Sexualität und Schwangerschaft

Weibliche Hormone

Östrogen: Das Hormon wird zu einem großen Teil in den Eierstöcken gebildet. In der Pubertät regt es die Entwicklung der weiblichen Brust und der Sexualorgane an, es sorgt für den Aufbau der Gebärmutterschleimhaut und die Eizellreifung, hat aber auch viele weitere Funktionen im weiblichen Organismus, zum Beispiel stärkt es die Knochen.

Progesteron: Dieses Hormon ist von großer Bedeutung für die Einnistung einer befruchteten Eizelle in die Gebärmutterschleimhaut und für die Ernährung des Embryos. Progesteron wird nach dem Eisprung vom so genannten Gelbkörper (Corpus luteum) gebildet sowie in den ersten Monaten einer Schwangerschaft vom Mutterkuchen (Plazenta).

Männliche Hormone

Testosteron: Es ist das stärkste männliche Hormon, das überwiegend in den Hoden produziert wird. Vor allem unterstützt es die Ausbildung der männlichen Geschlechtsorgane und regt die Libido an.

Androgene: Sie werden vor allem in den Nebennieren produziert. Androgene wirken besonders stark in der Pubertät, fördern die Entwicklung der männlichen Geschlechtsorgane sowie anderer typischer männlicher Merkmale wie zum Beispiel stärkere Körperbehaarung und Bartwuchs. Daneben sind sie an vielen weiteren Funktionen im Körper beteiligt und zeichnen sich dabei besonders durch eine »anabole«, also aufbauende Wirkung aus (zum Beispiel an der Skelettmuskulatur).

der Hormone aus dem Tritt bringen können, sind vielfältig: erblich bedingte oder in der Pubertät entstandene Probleme, Umwelteinflüsse, Stress, psychische Belastungen, Krankheiten, Medikamente, Fehlernährung und vieles mehr. Wie stark die Beeinträchtigung ist, hängt sehr vom Ausmaß des hormonellen »Durcheinanders« ab. Sie reicht von leichten, kaum spürbaren Irritationen bis hin zu schweren Störungen im Stoffwechsel und an den Organen.

> Bei der Frau schlagen sich hormonelle Fehlfunktionen oft im Zyklus nieder: Die Regel kommt zu früh, zu spät oder manchmal gar nicht. Die Blutung ist zu stark, zu schwach, verlängert oder verkürzt. Der Eisprung bleibt aus oder im Eierstock bilden sich Zysten, die manchmal zu Unterleibsbeschwerden führen.
> Beim Mann können Hormonprobleme Schwierigkeiten mit der Potenz, aber auch Störungen der Samenzellentwicklung nach sich ziehen. Wie sich das genau auswirkt und welche Formen der Spermieneinschränkung es gibt, erfahren Sie auf Seite 47 ff.

Die häufigsten Hormonprobleme bei der Frau

Bei ungefähr 20 Prozent der Frauen mit unerfülltem Kinderwunsch liegt es daran, dass das Zusammenspiel der Hormone nicht reibungslos funktioniert, wenn es zu keiner Empfängnis und Schwangerschaft kommt. In etlichen Fällen ist das aber nur eine vorübergehende Störung – beispielsweise ausgelöst durch besondere seelische und körperliche Belastungen. Eine Änderung der Lebenssituation – mehr Ruhe und Entspannung, ausgewogene Ernährung, Bewegung, Sport, Harmonie in der Partnerschaft – kann den Hormonhaushalt schnell wieder ins Gleichgewicht bringen und der Frau ihr Wunschkind »bescheren«. Es gibt allerdings auch hormonelle Probleme, die schwerwiegend sind und einer gezielten Behandlung (nur durch einen Experten mit viel Erfahrung!) bedürfen. Dazu gehören folgende Störungen:

Kein Eisprung durch eine Schwäche des Eierstocks

Dass eine Frau einen Zyklus hat, in dem kein Eisprung stattfindet, kommt immer wieder einmal vor und ist nicht weiter Besorgnis erregend. Zum Problem wird das erst, wenn es in keinem oder kaum einem Zyklus zum Eisprung kommt. Dies liegt dann oft an einer unzureichenden Funktion der Eierstöcke und einer mangelnden Eireifung.

Eine weitere Ursache kann sein, dass der Körper zu wenig von den Hormonen produziert, die die Follikelreifung fördern (FSH) oder den Eisprung auslösen (LH).

Gelbkörperschwäche

Der Gelbkörper wird in der zweiten Hälfte des Zyklus gebildet (siehe dazu auch Seite 14 f.) und produziert das Hormon Progesteron. Dieses Hormon unterstützt die Einnistung des Eies in der Gebärmutter. Bei manchen Frauen mit Zyklusstörungen ist die Gelbkörperphase zu kurz oder der Gelbkörper zu schwach und es entsteht ein Progesteronmangel. Deshalb kann eine befruchtete Eizelle in der Gebärmutter nicht optimal heranreifen und die Schwangerschaft nicht erhalten bleiben.

Zu viel Prolaktin

Prolaktin ist ein Hormon, das zur Milchbildung benötigt wird und deshalb in der Stillzeit eine wichtige Rolle spielt. Prolaktin fördert aber nicht nur die Milchproduktion, sondern es hat auch eine hemmende Wirkung auf die Eireifung und den Eisprung. Während der Stillzeit ist das durchaus sinnvoll, für Frauen, die sich ein Kind wünschen und einen erhöhten Prolaktinspiegel haben, jedoch ein großes Problem.

Manchmal kann sich die verstärkte Prolaktinproduktion als milchige Sekretion aus den Brustdrüsen äußern. Dies sollte vom Frauenarzt weiter abgeklärt werden.

Zu viele Androgene

Frauen verfügen nicht nur über weibliche Sexualhormone, sondern in geringem Maß auch über männliche. Zirkulieren aber in Relation zu den anderen Hormonen zu viele Androgene (männliche Geschlechtshormone, siehe Kasten Seite 38), stört das den normalen Zyklusablauf erheblich und kann zur Unfruchtbarkeit führen. Frauen mit einer so genannten Hyperandrogenämie haben oft einen verlängerten Zyklus, die Periodenblutung setzt zu spät und zu selten ein, manchmal bleibt sie auch ganz aus. Da das follikelstimulierende Hormon (FSH) aus der Hirnanhangsdrüse durch Androgene gebremst wird, ist die Eireifung gestört.

Oft fällt ein erhöhter Androgenspiegel durch einen verstärkten Haarwuchs, zum Beispiel am Bauch, auf der Brust oder im Gesicht auf. Sofern dieses Problem innerhalb kurzer Zeit auftritt oder deutlich über den üblichen Rahmen hinausgeht, sollte es Sie zum Frauenarzt führen.

Häufig kommt es bei Frauen mit einem Androgenüberschuss im Blut zu den so genannten polyzystischen Ovarien (PCO-Syndrom). Statt ein bis zwei normaler Eibläschen bilden sich im Eierstock unzählige kleine Follikel und geben ihm eine zystische Struktur. Nur in den seltensten Fällen reift aus diesen Follikeln ein Eibläschen so weit heran, dass es zum Eisprung kommen kann.

Hormone im Wechselspiel

Wie bereits erwähnt, besteht eine starke Wechselwirkung zwischen den Sexualdrüsen und den anderen hormonproduzierenden Organen. So können nicht nur Störungen in den Eierstöcken selbst – oder beim Mann in den Hoden – die Fehlfunktionen hervorrufen, sondern auch Störungen in der Hirnanhangsdrüse (manchmal ein gutartiger Tumor), der Nebennierenrinde oder

der Schilddrüse. Viele Frauen mit Zyklusschwankungen und Fruchtbarkeitsproblemen leiden unter Schilddrüsenfunktionsstörungen! Ein Grund für die eingeschränkte Fruchtbarkeit ist, dass durch die gestörte Schilddrüsenfunktion die Prolaktinkonzentration im Blut erhöht wird (siehe Seite 40).

Die Funktion der Hormone wiederum hat eine enge Beziehung zum Gesamtstoffwechsel, besonders zu der Verwertung der Nahrungsbausteine Kohlenhydrate, Fett und Eiweiß. Wenn hier Probleme vorliegen, wie etwa eine Beeinträchtigung des Kohlenhydratstoffwechsels durch einen Insulinmangel (wir kennen dies als Diabetes mellitus, im Volksmund meist als Zuckerkrankheit bezeichnet), nimmt dies ebenfalls indirekt auf die hormonellen Abläufe im Eierstock Einfluss und kann Zyklusstörungen hervorrufen.

Auch starkes Über- oder Untergewicht wirkt sich negativ auf die Fruchtbarkeit aus. Übergewichtige Frauen sind zum Beispiel häufiger als der Durchschnitt von einer Androgenerhöhung im Blut betroffen. Extrem untergewichtige Frauen haben sehr häufig unter dem Ausbleiben ihrer Periode zu leiden, einer so genannten Amenorrhoe. Bei ihnen fehlen FSH und LH aus der Hirnanhangsdrüse und es unterbleiben die Follikelreifung und der Eisprung.

Nicht zuletzt spielen neben der genetischen Veranlagung (bestimmte Hormonstörungen werden vererbt) Umweltfaktoren eine große Rolle. Stress (zum Beispiel bei Managern), Schadstoffe, Rauchen oder körperliche Überlastungen (wie bei Hochleistungssportlerinnen) wirken sich direkt oder indirekt auf die Fruchtbarkeit aus.

Hormone und Psyche

Ein weiterer wichtiger Einflussfaktor auf die Hormonsteuerung ergibt sich schon aus den anatomischen Zusammenhängen: Im Gehirn liegt der Hypothalamus, der die Freisetzung von FSH und LH steuert, in unmittelbarer Nähe des so genannten limbischen

Systems. Dieses komplexe Nervenzentrum ist der Sitz der Gefühle. Die Nähe von Emotion und Hormonsteuerung macht evolutionsbiologisch viel Sinn, denn im Tierreich beispielsweise wird dadurch beim Herannahen des »richtigen« Männchens beim weiblichen Tier der Eisprung ausgelöst. Dass diese Zusammenhänge auch für den Menschen eine Rolle spielen, ist uns manchmal aus dem Blick geraten. Und doch können Erfolgs- und Erwartungsdruck, Enttäuschung und Versagensängste sehr negativ auf die hormonelle Steuerung wirken.

Einteilung der hormonellen Fruchtbarkeitsstörungen

Zur besseren Übersicht teilen Mediziner die hormonellen Störungen der Fruchtbarkeit in zwei Bereiche – direkte und indirekte Störungen – ein:

Direkte Störungen der Geschlechtshormone bei der Frau

- ✔ primäre Schwäche des Eierstocks
- ✔ Der Eierstock spricht nicht auf Steuerhormone aus Gehirn und Hirnanhangsdrüse an
- ✔ vorzeitiges Versiegen der Hormonproduktion und der Regelblutung

Direkte Störungen der Geschlechtshormone beim Mann

- ✔ primäre Schwäche des Hodens
- ✔ Der Hoden spricht nicht auf Steuerhormone aus Gehirn und Hirnanhangsdrüse an
- ✔ vorzeitiges Versiegen der Hormonproduktion und Fehlfunktion bei der Spermienbildung

Indirekte Störungen der Geschlechtshormone bei der Frau

- ✔ Untergewicht
- ✔ Übergewicht

- zu viele Androgene, PCO-Syndrom (polyzystische Ovarien)
- Schilddrüsenfehlfunktion
- Nebennierenrindenfehlfunktion
- Kohlenhydratstoffwechselstörung
- Hypophysentumoren
- Schadstoffe, Medikamente
- Rauchen

Indirekte Störungen der Geschlechtshormone beim Mann

- Übergewicht
- zu viele weibliche Hormone
- Umwelteinflüsse
- Schilddrüsenfehlfunktion
- Nebennierenrindenfehlfunktion
- Kohlenhydratstoffwechselstörung
- Hypophysentumoren
- Schadstoffe, Medikamente
- Rauchen

Weitere Ursachen bei der Frau

Neben den bisher genannten Ursachen kann noch eine Reihe weiterer Probleme im weiblichen Organismus zu einer ungewollten Kinderlosigkeit führen.

Endometriose: Gewebe am falschen Platz

Bei der Endometriose bildet sich Gebärmutterschleimhaut außerhalb der Gebärmutter, also an Orten, wo sie nicht hingehört. Das kann am Eierstock oder Eileiter sein, aber auch auf dem Bauchfell oder dem Darm. Die Endometriose zählt zu den häufigsten gynäkologischen Krankheiten. Ungefähr 10 bis 20 Prozent aller Frauen sind von diesem rätselhaften Leiden betroffen.

Die genauen Ursachen konnten jedoch von Wissenschaftlern trotz eingehender Untersuchungen noch immer nicht erklärt werden.

Da die Gebärmutterschleimhaut in anderen Bereichen des Körpers genauso auf Hormone reagiert wie das Gewebe in der Gebärmutter selbst, kommt es auch dort zu Auf- und Abbauvorgängen und möglicherweise zu Blutungen, die oft in Zusammenhang mit der Menstruationsblutung auftreten. Dies kann zu ausgeprägten Beschwerden und Beeinträchtigungen führen. Viele Patientinnen haben unter starken Schmerzen und Krämpfen zu leiden, zum Beispiel beim Geschlechtsverkehr und besonders während der Periode. Oft ist die Blutung auch verstärkt und verlängert.

Die Endometriose ist eine ernst zu nehmende Erkrankung, die in vielen Fällen zur Unfruchtbarkeit führt.

Andere Symptome, die häufig bei der Endometriose auftreten können, sind zum Beispiel Übelkeit, Durchfall, Schwindel, Rückenschmerzen und Ischiasbeschwerden. Durch Schleimhautversprengung und Gewebewucherung können Zysten, Entzündungen, Narben und Verwachsungen entstehen. Wenn sich diese beispielsweise an Eileitern oder Eierstöcken befinden, können sie deren Funktion und damit auch die Empfängnisfähigkeit erheblich beeinträchtigen. Zusätzlich kann die Endometriose über bisher nicht völlig geklärte Mechanismen die Eireifung, den Eisprung oder die Einnistung des Eies in die Gebärmutter verhindern.

Nicht zuletzt beeinträchtigen die Schmerzen, unter denen viele Frauen mit Endometriose zu leiden haben, die Sexualität manchmal so sehr, dass es vielleicht auch deshalb zu keiner Empfängnis kommt. Wenn jeder Geschlechtsverkehr mit Schmerzen – oder auch nur mit der Angst davor – verbunden ist, kann die Frau verständlicherweise keine entspannte und lustvolle Sexualität erleben, und so scheut sie – auch wenn sie sich möglicherweise sehr ein Kind wünscht – den Intimkontakt mit ihrem Partner.

Myome: Knoten in der Gebärmutter

Manchmal können Veränderungen in der Gebärmutter daran schuld sein, dass das ersehnte Kind nicht kommt. Eine der häufigsten Störungen dieser Art sind so genannte Myome. Das sind gutartige Wucherungen der Gebärmuttermuskulatur, die in unterschiedlicher Zahl und Größe auftreten können. Meist sind Frauen in höherem Lebensalter davon betroffen, seltener junge Frauen, die noch keine Kinder haben. In vielen Fällen sind Myome harmlos, sie verursachen weder Schmerzen noch Blutungen und bedürfen keiner Therapie.

Es kann aber auch sein, dass Myome so groß sind oder so ungünstig liegen, dass sie eine Empfängnis beeinträchtigen, zum Beispiel, weil die Einnistung des Embryos in die Gebärmutter erschwert wird. Meist führt dies dann zu Fehlgeburten. Dann wird eine Behandlung nötig sein und der Gynäkologe oder die Gynäkologin eventuell sogar zu einer operativen Entfernung der Myome raten.

Die häufigsten Unfruchtbarkeitsursachen bei der Frau

Diagnose	*%*
Eileiterstörungen	30–40
Probleme an den Eierstöcken, hormonelle Störungen	20–40
ohne eindeutigen Befund	10–30
Probleme an der Gebärmutter	10
Probleme am Gebärmutterhals	7–10
Probleme im Vaginalbereich	6

Weitere Ursachen beim Mann

Bei Männern kann eine Vielzahl von Faktoren die Fruchtbarkeit, also die Qualität bzw. die Anzahl der Spermien, mehr oder weniger stark beeinträchtigen.

Schwache und kranke Spermien

Zunächst eines vorweg: Die Spermienqualität hat nichts mit der Potenz zu tun! Auch sexuell aktive Männer können zeugungsunfähig sein, weil sie zu wenig gesunde Samenfäden haben, um eine Eizelle zu befruchten. Trotzdem kostet es viele Männer eine ungeheure Überwindung, zum Spezialisten zu gehen und dort ein Spermiogramm anfertigen zu lassen.

Nicht nur, dass die Situation an sich – in einem nüchternen Klinikraum zu masturbieren und Ejakulat abzugeben – den meisten peinlich ist und schwer fällt. Sie haben Angst, ihre Männlichkeit unter Beweis stellen zu müssen, und fürchten ein negatives Ergebnis. Wenn dann der Samentest tatsächlich schlecht ausfällt, empfinden das viele Männer als eine tiefe Kränkung und Schwächung ihres Selbstwertgefühls. Hier sind das Verständnis und der Beistand der Partnerin von besonders großer Bedeutung.

Die Entwicklung der Spermien beginnt in den etwa 800 haarfeinen Samenkanälchen der Hoden.
Als winzige, kugelige Vorläuferzellen durchlaufen sie dort die erste Phase ihres Reifungsprozesses, die ungefähr 73 Tage lang dauert.
Bis zu ihrer endgültigen Ausreifung verbringen die Samenfäden dann noch weitere zwei Wochen in den Nebenhodenkanälchen. Nach 90 Tagen ist die Entwicklung schließlich abgeschlossen:
Die nur 60 Tausendstel Millimeter großen Spermien haben jetzt ihre typische »Torpedo«-Form erhalten und sind bereit für die Befruchtungsreise.

Was setzt den Spermien so zu und lässt ihre Zeugungskraft schwinden? Die Ursachen sind vielfältig und teilweise nur schwer zu erfassen. Folgende Faktoren scheinen einen Einfluss auf die Spermienproduktion zu haben:

Alter

Auch das Hodengewebe, in dem die Samenfäden gebildet werden, unterliegt dem Alterungsprozess. Schon bei einem 30-Jährigen kann sich die Spermienzahl verringert haben, weil die Hoden nicht mehr so rasch Nachschub produzieren. Das ist ein möglicher Grund für die Fortpflanzungsprobleme vieler Paare, die sich erst in höherem Lebensalter für ein Kind entscheiden.

Infektionen

Bestimmte Krankheitserreger können das Hoden-, Nebenhoden- oder Prostatagewebe befallen und dort zu Entzündungen führen. So kann zum Beispiel nach einer Tuberkulose oder einer Infektion mit Chlamydien (siehe auch Seite 33 f.) die Samenqualität stark reduziert sein. Auch nach einer Mumpserkrankung im Kindes- oder Jugendalter können chronische Hodenentzündungen auftreten und zur Unfruchtbarkeit führen.

Hormonelle Störungen

Nicht nur bei Frauen, sondern auch bei Männern können Störungen im Regelkreis der Hormone die Zeugungsfähigkeit beeinträchtigen. Diese Störungen liegen manchmal direkt in den Keimdrüsen, also in den Hoden, manchmal in der Hypophyse im Gehirn, die über ein Rückmeldesystem die Hormone steuert. In einigen Fällen sind die hormonellen Störungen genetisch bedingt, sie können aber auch später entstehen, zum Beispiel durch einen Tumor der Hirnanhangsdrüse oder andere Erkrankungen.

Achtung: Bodybuilder, die zum Aufbau der Muskelmasse Anabolika zu sich nehmen, können eventuell mit dem Preis der Unfruchtbarkeit dafür bezahlen. Anabolika greifen direkt in den Hormonstoffwechsel ein und bei manchen Männern wurde beobachtet, dass sich nach einer Langzeiteinnahme die Hoden deutlich verkleinerten.

Entwicklungsstörungen

Selten sind angeborene Fehlbildungen im Genital- und Harnwegsbereich die Ursache für eine spätere Zeugungsunfähigkeit. Ein etwas häufigeres Problem, das eine eingeschränkte Spermienqualität nach sich ziehen kann, ist der Hodenhochstand. Beim Ungeborenen entwickeln sich die Hoden im Bauchraum und wandern normalerweise bis zur Geburt nach unten in den Hodensack. Bleiben die Hoden jedoch »auf halber Strecke« stecken – zum Beispiel im Bereich der Leiste –, resultiert daraus ein Hodenhochstand. Das Hodengewebe wird durch die zu große Nähe zum Köper überwärmt und die wärmeempfindlichen Samenfäden sind in ihrer Entwicklung gestört. Auch ein Leistenbruch, der über längere Zeit besteht, kann ähnliche Probleme nach sich ziehen.

Mindestens 20 Millionen Spermien sollten in einem Milliliter Samenflüssigkeit vorhanden sein. Bei niedrigeren Werten sinken die Erfolgschancen für die Zeugung drastisch.

Hodentorsion, Hodentumoren

Vor allem bei Jugendlichen und jungen Männern kommt es relativ häufig vor, dass sich der Hoden verdreht. Diese so genannte Hodentorsion ist ein schmerzhafter und hochakuter Zustand: Da die entlang des Samenleiters verlaufenden Blutgefäße abgeklemmt werden, droht eine Durchblutungsstörung und eine nachfolgende Gewebeschädigung. Eine Hodentorsion muss sofort operativ behandelt werden.

Es gibt eine Reihe von bösartigen Hodentumoren, die leider vor allem junge Männer im Alter zwischen 20 und 40 Jahren treffen. Allerdings ist die Prognose bei frühzeitiger Erkennung häufig sehr gut. Der betroffene Hoden muss operativ entfernt werden. Ist der verbleibende Hoden gesund, kompensiert er meist die Funktion des fehlenden Hodens und gewährleistet eine normale Spermienbildung.

Varikozele

Diese Störung stellt der Urologe oder der Androloge (der Facharzt für »Männerkrankheiten«) sehr häufig bei Patienten mit Kinderwunsch fest. Eine Varikozele ist eine Art Krampfader im Hodenbereich: Das Venengeflecht im Hodensack ist erweitert, das Blut kann nicht richtig abfließen. Es kommt zum Rückstau und durch die vermehrte Blutmenge zu einer Überwärmung im Hoden. Die Spermien reagieren empfindlich auf die Temperaturerhöhung von durchschnittlich ungefähr 1 bis 2 °C und in der Folge stirbt dann ein Teil von ihnen ab. Bei 80 Prozent der betroffenen Männer findet sich die Varikozele auf der linken Seite.

Spermien entwickeln sich besser bei Temperaturen, die etwas unter der Körpertemperatur liegen. Deshalb warnen Ärzte für Fortpflanzungsmedizin auch vor sehr engen Hosen, häufigen heißen Bädern (öfter als drei- bis viermal pro Woche) und Saunabesuchen (öfter als ein- bis zweimal pro Woche).

Die erweiterten Venen können operativ unterbunden oder auch mit einem speziellen Mittel verödet werden. Bei ungefähr einem Drittel der Patienten wird so die volle Spermienqualität wieder hergestellt. Allerdings müssen die Patienten mindestens drei Monate auf das verbesserte Ergebnis warten, denn so lange dauert es etwa, bis neue Spermien herangereift sind.

Medikamente

Es gibt eine große Zahl von Wirkstoffen in Arzneimitteln, die den Spermienzellen schaden und deren normale Reifung behindern können. Bei Medikamenten spielen neben Hormonen vor allem Zytostatika, die in der Krebstherapie eingesetzt werden, sowie bestimmte Cortisonpräparate, Schmerzmittel, Antidepressiva, harntreibende und blutdrucksenkende Mittel eine Rolle.

In fünf Millilitern Samenflüssigkeit (etwa ein Teelöffel voll) befinden sich normalerweise ungefähr 100 Millionen Spermien. Von dieser großen Zahl an Spermien, die beim Geschlechtsverkehr in die Vagina gelangen, erreichen jedoch nur wenige die Eizelle.

Nikotin, Alkohol, Stress

Allgemeine Lebensgewohnheiten haben einen ganz wesentlichen Einfluss auf die männliche (wie ja auch auf die weibliche) Fruchtbarkeit – insbesondere das Rauchen. Nikotin verengt die kleinen Kapillargefäße und verringert dadurch die Gewebedurchblutung. Im Keimgewebe kann sich das negativ auf die Spermienbildung auswirken. Auch Alkohol steht im Verdacht, die Anzahl der Spermien im Ejakulat zu verringern.

Starke Stressbelastungen wirken der Fruchtbarkeit entgegen, sind also ein ungewolltes Verhütungsmittel. Andrologen beobachten immer wieder, dass große Nervosität und Angespanntheit die Spermientests schlechter ausfallen lassen und dass die Ergebnisse unmittelbar aufeinander folgender Untersuchungen oft erheblichen Schwankungen unterliegen, je nachdem wie gelassen der Patient bei dem einen oder anderen Test war.

Eine Studie, die im Fachbereich Psychobiologie der Universität Trier durchgeführt wurde, zeigt einen deutlichen Zusammenhang zwischen der Seelenlage eines Mannes und der Spermienzahl. Das überraschende Ergebnis: Besonders die Dynamischen, Aktiven, Durchsetzungsfähigen und beruflich Erfolgreichen, die also der klassischen Männerolle 100-prozentig gerecht werden, haben oft Probleme mit dem Vaterwerden. Eine mögliche Erklärung dafür: Diese Männer müssen erhebliche Energien aufwenden, um das maskuline Image fortwährend aufrechtzuerhalten. Dabei kommt neben dem meist vorhandenen äußerlichen Stress noch ein Psychostress auf, ein innerer Druck, der die Hormone aus dem Gleichgewicht bringt und vor allem das für die Spermienreifung wichtige Testosteron reduziert.

Antikörper, die die Samen lähmen

Es klingt paradox, doch es ist möglich: Zwei Menschen wünschen sich nichts sehnlicher, als miteinander ein Kind zu haben, doch der Organismus arbeitet dagegen – indem er Abwehrstoffe produziert, die eine Befruchtung verhindern. Wie kann das sein? Unser Immunsystem produziert gegen zahlreiche Stoffe, die von außen auf uns einwirken, Antikörper. Das sind Eiweißmoleküle im Blut, die gezielt gegen die Fremdstoffe vorgehen und sie ausschalten. Bei Krankheitserregern, die uns Schaden zufügen können, also beispielsweise Viren oder Bakterien, ist dieser Mechanismus ausgesprochen sinnvoll. Es kann allerdings passieren, dass sich Antikörper gegen Stoffe richten, die vollkommen harmlos sind. Bei Allergien ist uns das bekannt: Menschen, die zum Beispiel unter Heuschnupfen leiden, reagieren auf Pollen von Gräsern oder Blüten »allergisch«, also mit einer überschießenden Abwehrreaktion. Und das, obwohl Pollen an sich gar nicht gefährlich sind und bei nicht allergischen Personen auch keine Beschwerden hervorrufen.

Beeinträchtigung der Samenbeweglichkeit

Solche Antikörper gibt es auch gegen Spermien. Manchmal werden sie von den Frauen gebildet, manchmal von den Männern selbst. Sie können sich im Blut finden, aber auch im Ejakulat oder im Sekret von Gebärmutter und Gebärmutterhals. Die Antikörper heften sich an die Samenfäden und können sie befruchtungsunfähig machen. Besonders stark werden die Spermien gelähmt, wenn sich die Antikörper im so genannten Zervixschleim befinden, in dem Sekret am Gebärmuttermund. Normalerweise verändert sich die Struktur des Zervixschleims um den Zeitpunkt des Eisprungs, so dass die Spermien leichter in die Gebärmutter eindringen und zum Eileiter wandern können. Sind jedoch Antikörper vorhanden, wird die Aktivität der Samenfäden erheblich beeinträchtigt und viele von ihnen bleiben beschädigt am Gebärmuttereingang hängen.

Ursachen, Diagnose und Behandlung

Die Ursachen für die Sperma-Antikörper sind nicht genau bekannt. Es werden aber genetische Faktoren diskutiert, daneben scheinen bestimmte Krankheiten, zum Beispiel gehäuft auftretende Infektionen, ihre Entstehung zu begünstigen.

Es gibt moderne Laborverfahren, mit denen sich die Antikörper aufspüren lassen. Allerdings sollten die Befunde immer kritisch und mit Vorsicht bewertet werden: Einzelne Frauen werden trotz eines hohen Spermien-Antikörpertiters (Messwert der Antikörper) problemlos schwanger, denn es scheint auch Sicherheitsmechanismen zu geben, die die negativen Effekte der Sperma-Antikörper wieder neutralisieren können.

In einigen Sterilitätszentren wird versucht, die fehlgeleitete Immunreaktion mit Medikamenten zu unterdrücken, zum Beispiel mit Cortison. Meist ist es jedoch mehr Erfolg versprechend, gleich eine so genannte Insemination oder IVF, eine Zeugung im Reagenzglas, vorzunehmen (siehe dazu Seite 91 ff.).

Die häufigsten Unfruchtbarkeitsursachen beim Mann

Diagnose	%
ohne eindeutigen Befund	15–30
Varikozele	15
hormonelle Probleme	10
Infektionen	8–10
Hodenhochstand	8
Allgemeinerkrankungen	5
Hodentumoren	2

Wenn die Seele streikt

Bei etwa zehn Prozent aller Paare wird keine organische Ursache für die Kinderlosigkeit gefunden. Oft drängt sich dann der schwer zu akzeptierende Verdacht auf, dass es an der Seele liegen könnte. Dass die Psyche an Bluthochdruck und Magengeschwüren mit beteiligt ist, ist bekannt, daher ist es auch nicht verwunderlich, dass sie Einfluss auf die komplexen Vorgänge des Schwangerwerdens nimmt.

Die Psyche kann »Nein« sagen

»Leib und Seele sind nicht zwei Substanzen, sondern eine. Sie sind der Mensch, der sich selbst in verschiedener Weise kennen lernt.«

Carl Friedrich von Weizsäcker

Wir sind von Arzt zu Arzt gegangen, haben eine wahre Odyssee hinter uns gebracht. Immer hieß es, es ist alles in Ordnung, beide sind kerngesund. Zum Schluss war ich richtig zornig darüber, dass man bei uns nicht auch eine körperliche Ursache fand wie bei anderen. Zum Beispiel eine Blockade im Eileiter, die eine Befruchtung und Schwangerschaft verhindert. Das hätte man ja behandeln können. Aber so? Wir warteten Jahre vergeblich auf ein Kind und konnten nichts dagegen tun!« Diese Beschreibung einer 32-jährigen Lehrerin mit unerfülltem Kinderwunsch verdeutlicht auf sehr anschauliche Weise, dass wir zwar einerseits in einer Zeit des rasanten technischen Fortschritts leben, in der alles machbar erscheint, was wir nur wollen, in der wir aber doch immer wieder an unsere Grenzen stoßen.

Der Arzt »findet nichts« – ist die Psyche schuld?

Wenn es mit dem Kinderkriegen nicht klappt, ist auch das niemals nur ein körperliches Problem – selbst wenn organische Störungen die Ursache sein sollten. Zur Zeugung gehört einfach mehr, als Ei- und Samenzelle zusammenzubringen. Die Seele muss ebenfalls mitmachen und »empfängnisbereit« sein, das heißt, sich auf die Ankunft eines Kindes eingestellt haben.

Unbewusste Konflikte

Was aber, wenn die Psyche »unfruchtbar« ist und sich irgendetwas im Inneren gegen das Wunschkind sperrt? Ärzte, die sich mit den psychosomatischen Zusammenhängen der Unfruchtbarkeit beschäftigen, beobachten dieses Phänomen bei ihren Patienten gar nicht so selten. Oft handelt es sich um unbewusste Konflikte, die tief im Verborgenen liegen oder weit in die Kindheit zurückreichen und stark verdrängt wurden.

Mangelnde Zuwendung in der Kindheit

Unbewusste Konflikte können negative Erfahrungen mit der eigenen Mutter oder dem Vater sein: Vielleicht wurde die Mutter nie als mütterlich, liebevoll und dem Kind zugewandt erlebt und die Kindheit war daher emotional beeinträchtigt. Der Mangel an Gefühlen, Wärme und Geborgenheit kann unterschwellig die Einstellung zu Kindern und Kindheit negativ beeinflussen und den Weg für den eigenen Nachwuchs versperren.

Trennungsschmerz

Auch wenn in der frühen Kindheit wichtige Bezugspersonen – beispielsweise durch Tod oder Trennung – verloren gegangen sind, kann das die Gefühle so stark erschüttern, die Vorstellung von familiärer Ganzheit und Geborgenheit so sehr beeinträchtigen, dass daraus eine psychogene Unfruchtbarkeit entsteht.

Partnerkonflikte und sexuelle Probleme

Probleme in der Partnerschaft spielen ebenfalls eine große Rolle bei seelisch bedingten Fruchtbarkeitsstörungen. Auch wenn viele Kinderwunschpaare ihre Beziehung gegenüber dem behandelnden Arzt oder Psychologen oft als überaus harmonisch und unbelastet darstellen – und womöglich vordergründig auch selbst so empfinden: »Alles ist bestens, wir sind glücklich mit-

Seelenfalle: Warten, Hoffen, Enttäuschung

Vergeblich auf ein Kind zu warten tut weh. Und der Schmerz bohrt sich umso tiefer in Leib und Seele, je länger der sehnliche Wunsch nach dem eigenen Baby unerfüllt bleibt. Die Paare fühlen sich unzulänglich und als Versager: Denn das Einfachste und Selbstverständlichste, das sich auf der ganzen Welt täglich millionenfach bei Mensch und Tier vollzieht, funktioniert bei ihnen nicht: sich fortzupflanzen und Nachkommen zu erzeugen.
Die Frauen spüren ihren »leeren« Bauch, der nicht empfangen und fruchtbar sein möchte. Sie fühlen sich um eine der wichtigsten Erfahrungen ihrer Weiblichkeit betrogen – um Schwangerschaft und Geburt. Die Männer leiden mit ihren Frauen, quälen sich mit der Tatsache, dass vielleicht sie »schuld« daran sind. Die Frauen flüchten sich häufig in die Isolation, ziehen sich zurück, brechen den Kontakt zu Freunden und Verwandten ab. Die Männer stürzen sich oft in die Arbeit, suchen dort einen Ausgleich zu der traurigen, gedrückten Stimmung ihres Zuhauses und ihrer Partnerschaft.
Kinderwunschpaare müssen jedoch versuchen, diesem Teufelskreis von Hoffen, Warten und Enttäuschtsein zu entrinnen. Sonst besteht die Gefahr, dass die Seelenlast immer weiter wächst, die Psyche schließlich ganz erdrückt wird und kein Raum mehr für andere Erlebnisbereiche ist. Denn dann drohen ernsthafte Krisen, die alleine nur schwer zu bewältigen sind. Eine frühzeitige seelische Unterstützung, besonders als begleitende Maßnahme während einer Sterilitätsbehandlung – hilft, dies zu vermeiden.

einander, beruflich erfolgreich, finanziell abgesichert – nur das Kind fehlt noch …« Im Verlauf der Gespräche oder Behandlungen können manchmal aber verborgene Spannungen und Konflikte auftauchen. Hilfe ist hier nur möglich, wenn der Ursprung derartiger Blockaden zugänglich wird. Dies erfordert viel Offenheit und Bereitschaft, sich zusammen mit dem eigenen Leben und Vorleben zu befassen. Das ist manchmal schmerzlich und braucht Zeit. Es kann einem aber auch neueWege zeigen. Dieser Ansatz verlangt Mut und wechselseitige Offenheit.

Je stärker der Wunsch, desto größer die Sperre

Ein anderer wichtiger Gesichtspunkt der seelisch bedingten Sterilität ist die extreme Überbewertung des gewünschten Kindes. Normalerweise ist die Einstellung zum Kinderkriegen immer von einer gewissen Ambivalenz geprägt, das heißt, es mischen sich positive mit negativen Gefühlen: »Wunderschön, ein gemeinsames Kind zu haben. Das wird die Erfüllung unserer Liebe sein. Nun werden wir eine richtige Familie.« Aber auch: »Sind wir denn überhaupt bereit für ein Kind, werden wir dieser Aufgabe gewachsen sein? Was, wenn die Schwangerschaft nicht gut verläuft, es bei der Geburt Probleme gibt, das Kind gar behindert ist? Wenn es auf der Welt ist, werden wir nie wieder alleine und für uns sein. Keine Unabhängigkeit mehr bei Reisen, in der Freizeit, im Beruf.« Diese zwiespältigen Gefühle und Gedanken drücken keineswegs eine familienfeindliche, egoistische Haltung aus, sondern zeugen im Gegenteil von einer sehr gesunden Lebenseinstellung. Sie ermöglichen nämlich eine realistische Einschätzung der Partnerschaft, der eigenen Situation und des Lebens mit einem Kind und verhindern, dass man unkritisch und euphorisch in die Zukunft hinein plant.

Wenn alles nur positiv gesehen wird

Paaren mit einem überwertigen Kinderwunsch geht diese Ambivalenz oft völlig verloren. Sie sehen in dem Kind quasi den »Erlöser«, mit dessen Erscheinen alle Probleme und Konflikte mit einem Schlag beseitigt sind. Wenn diese Paare ihre Vorstellung vom Leben mit einem Kind beschreiben, dann nennen sie meist nur Positives: »Das Kind wird immer fröhlich sein und mit seinem Lachen die Räume erfüllen. Es wird glücklich und ausgelassen spielen, die Zärtlichkeiten der Eltern empfangen, ohne Probleme durch Babyzeit, Kindergarten und Schule gehen.« Von nassen Windeln, nervenaufreibendem Geschrei, schlaflosen Nächten, Krankheiten, Sorgen, Anpassungsschwierigkeiten, Trotzphasen, Lernstörungen und Schulproblemen ist in den Schilderungen dagegen nur selten die Rede.

Wie die seelische Begleitung durch eine Sterilitätsbehandlung aussieht, erfahren Sie ab Seite 123.

Hinter einem überwertigen Kinderwunsch verbergen sich meist stärkere Konflikte in der eigenen Psyche. Das Kind soll diese Konflikte dann beheben, zum Beispiel emotionale Lücken füllen, mangelnde Zuwendung ausgleichen, Ersatz für ungelebtes Leben sein. Das ist jedoch gefährlich, weil dadurch die Konflikte nicht beseitigt, sondern nur verdrängt und auf eine andere Ebene verlagert werden. Meist merkt das die Seele aber sehr viel früher als der Kopf und sperrt sich gegen diese Art der »Problemlösung«. Dabei handelt es sich sozusagen um einen ganz gesunden Abwehrmechanismus, der verhindert, dass das Kind aus einem anderen Grund als um seiner selbst willen auf die Welt kommen soll.

Immer mehr Zwang und Verkrampfung

Doch selbst bei Paaren, die psychisch unbelastet sind und in einer ausgeglichenen Partnerschaft leben, können Mechanismen einsetzen, die den Kinderwunsch zum großen Problem werden lassen. Es ist das Warten, das sie oft mürbe macht und schließlich in eine seelische Krise geraten lässt. »Wieder ein Monat vergangen, in dem es nicht geklappt hat. Wieder eine verpasste Chance.«

Je mehr Zeit vergeht, desto größer ist die Enttäuschung, desto weniger offen und unbefangen können die Partner miteinander umgehen und ihre Sexualität erleben. Die Ungeduld wächst von

Zyklus zu Zyklus, das Paar wird immer verkrampfter, der Zwang immer größer. Nicht selten kommt es zu bewussten oder unbewussten Schuldzuweisungen oder die Partner verlieren sich in Selbstvorwürfen und Fragen, was sie in der Vergangenheit alles falsch gemacht haben könnten (siehe Kasten Seite 35). Spannungen und Konflikte sind dann vorprogrammiert. Es kann so weit kommen, dass der Kinderwunsch schließlich das ganze Leben beherrscht und für nichts anderes mehr Raum lässt. Das allerdings ist gefährlich, denn jeder weiß: Je verbissener man sich etwas wünscht, desto geringer sind die Chancen, dass es sich erfüllt. Das ist leider auch beim Wunsch nach einem Baby so.

Die Sehnsucht nach dem Baby kann so groß werden, dass sie alles andere überschattet, sich alles Denken und Fühlen nur noch darum dreht und kein Platz mehr für andere Lebensbereiche ist. Vor allem Frauen neigen dazu, sich derart auf den Kinderwunsch zu fixieren, dass schließlich eine innere Sperre entsteht, die Seele streikt und erst recht kein Kind kommt.

Ausweg aus dem Teufelskreis

Die Paare dürfen es nicht so weit kommen lassen, sondern müssen vorher versuchen, einen Ausweg aus dieser Konfliktspirale zu suchen. Das ist leichter gesagt als getan, denn eigentlich befinden sich die Paare gefühlsmäßig in einer paradoxen Situation: Einerseits wollen und sollen sie die Hoffnung auf ein eigenes Baby nicht aufgeben und vor allem auch während einer Kinderwunschbehandlung eine möglichst positive Erwartungshaltung einnehmen.

Auf der anderen Seite dürfen sie sich nicht zu sehr auf den Wunsch nach einem Baby versteifen und müssen es schaffen, Misserfolge bei der Therapie und Enttäuschungen möglichst gelassen »wegzustecken«. Dieser emotionale Balanceakt zwischen Loslassen und Festhalten verlangt den Paaren viel ab und ist ohne Hilfe von außen kaum zu erreichen. Deshalb ist es so wichtig, dass Sie als Paar schon frühzeitig psychologischen Beistand suchen, spätestens aber, wenn Sie sich für eine Sterilitätsbehandlung entscheiden.

Stress in der Seele – Stress im Körper

Wenn ein Paar sich durch den Kinderwunsch einem starken seelischen Druck aussetzt, kann sich das auch auf den Körper niederschlagen. Bei der Frau können durch die ständige Anspannung beispielsweise die hormonellen Regelkreise, die den Zyklus steuern, aus der Balance geraten. Auch andere körperliche Funktionen – die Bewegungen von Eileitern und Gebärmutter, die Einnistung und Versorgung des frühen Embryos – können durch seelischen Druck und durch Stress nicht mehr optimal funktionieren. Auch beim Mann wirken sich psychische Stressfaktoren häufig negativ aus: Sie können die Bildung der Samenzellen hemmen und die Spermienqualität herabsetzen.

Mehr Gelassenheit lässt sich leider nicht verordnen wie ein Arzneimittel. Deshalb sollten Sie und Ihr Partner – am besten mit fachlicher Begleitung, etwa von einem Psychotherapeuten – frühzeitig eine Strategie entwickeln, um den Druck möglichst gering zu halten. Offene Gespräche, vor allem auch zu Themen, die Sie zunächst vielleicht am liebsten nicht berühren würden, sind da sehr wichtig (lesen Sie dazu auch das Kapitel »Körper und Seele als Einheit«, Seite 120 ff.).

Folgende Fragen helfen Ihnen, Ihre Gedanken genauer zu erfassen und Ihre Situation besser einzuschätzen:

- ✔ Was bedeutet jedem von uns ein Kind?
- ✔ Was bedeutet ein Kind für uns als Paar?
- ✔ Wie wirkt sich der Kinderwunsch auf die Partnerschaft aus?
- ✔ Welche anderen Ziele und Pläne spielen für uns noch eine Rolle?

Wenn die »gute Hoffnung« zur Enttäuschung wird

Wenn eine Schwangerschaft nicht ausgetragen werden kann, wenn es also zu einer Fehlgeburt kommt, ist dies gerade für Paare mit unerfülltem Kinderwunsch eine bittere Erfahrung. Es gibt jedoch Hoffnung: Hatte eine Frau eine oder mehrere Fehlgeburten, heißt das keineswegs, dass jede weitere Schwangerschaft so enden muss.

Warum eine Schwangerschaft plötzlich aufhören kann

»Die Hoffnung ist der Regenbogen über dem herabstürzenden Bach des Lebens.«
Friedrich Nietzsche

Eine Fehlgeburt ist ein tragisches Ereignis, denn der großen Freude, schwanger zu sein und ein Kind zu erwarten, wird ein jähes Ende bereitet – zurück bleiben Schmerz, Trauer und eine bittere Enttäuschung. Paare, die sich mit dem Kinderkriegen schwer tun und vielleicht schon mehrere Behandlungen in einem Kinderwunschzentrum auf sich genommen haben, trifft dies besonders hart, denn zu den körperlichen Strapazen und den finanziellen Aufwendungen kommt dann noch die Angst, dass es überhaupt nicht mehr mit einem eigenen Kind klappen könnte.

Fehlgeburt – abruptes Ende der Hoffnung

In den ersten drei Monaten ist das Risiko für eine Fehlgeburt, in der medizinischen Fachsprache Abort genannt, am größten. Sehr häufig handelt es sich um genetische Fehlanlagen, die nicht mit dem Leben vereinbar sind. Wenn die Natur diesen »Ausleseprozess« im Rahmen der frühen Schwangerschaft vorgesehen hat, so ist es für die betroffenen Eltern in spe doch ungeheuer schwer, all die Hoffnung zu abrupt wieder zu verlieren. Vielleicht ist es ein kleiner Trost, dass die meisten Fehlgeburten »sporadisch« sind. Das heißt, für die nächste Schwangerschaft besteht kein erhöhtes Wiederholungsrisiko. Nur selten – in etwa fünf Prozent der Fälle – treten Fehlgeburten mehrfach hintereinander auf. In diesen Fällen erhöht sich dann das Risiko für weitere Schwangerschaftsverluste auf 40 bis 80 Prozent. Hier müssen unbedingt alle möglichen Ursachen – hormoneller, anatomischer (Myome, Gebärmutterfehlbildungen), immunologischer und infektiologischer Natur – gesucht und behandelt werden. Manchmal spielt auch eine erhöhte Thromboseneigung eine Rolle, so dass hier am besten ein spezialisiertes Zentrum aufgesucht werden sollte. Oft gelingt es dann, durch eine gezielte Behandlung während einer weiteren Schwangerschaft einen völlig normalen Verlauf und eine normale Geburt zu erreichen.

Eine seltene Fehlbildung, die zu Problemen bei der Eieinnistung oder der Fähigkeit, das Kind auszutragen, führen kann, ist beispielsweise der so genannte Uterus septum – die Gebärmutter, die durch eine bindegewebige Scheidewand getrennt ist. Wenn sich die Schwangerschaft in dieser Scheidewand einnistet, kommt es innerhalb weniger Wochen zur Fehlgeburt.

Während solch einer »Risikoschwangerschaft« besteht meist viel Angst vor erneuten Komplikationen. Sie sollten daher neben einer kompetenten medizinischen Betreuung eine stabile und verständnisvolle psychische Begleitung sicherstellen.

Instabile Hormonlage zu Beginn der Schwangerschaft

90 Prozent aller Aborte finden vor der zwölften Schwangerschaftswoche statt. Mit zunehmender Dauer der Schwangerschaft sinkt das Risiko dann kontinuierlich. Neben hormonellen Problemen wie einer Gelbkörperschwäche können auch anatomische Veränderungen an der Gebärmutter wie zum Beispiel Fehlbildungen oder größere Muskelknoten (Myome, siehe Seite 46) sowie Störungen der Plazenta (Mutterkuchen) eine Fehlgeburt auslösen, weil das Ungeborene unter diesen Bedingungen nicht aus-

Fehlgeburt durch eine Abstoßungsreaktion

Wenn Antikörper bereits den Samen blockieren, kommt oft erst gar keine Befruchtung zustande. Es kann allerdings auch sein, dass Antikörper später wirken – nach der Empfängnis – und dann eine bestehende Schwangerschaft gefährden:
Bei der Verschmelzung von Ei- und Samenzelle kommen zwei verschiedene Erbmaterialien zusammen, je zur Hälfte die väterlichen und die mütterlichen. Der väterliche Anteil des neu entstandenen Lebens ist im Organismus der werdenden Mutter aber eigentlich ein »Fremdstoff«, gegen den ihr Immunsystem normalerweise Abwehrstoffe aufbauen müsste. Durch ganz komplexe Schutzmechanismen werden solche Abwehrreaktionen aber in den meisten Fällen unterdrückt und der Fetus kann sich ungestört entwickeln. Bei einigen Frauen versagt jedoch diese Schutzfunktion, es kommt zu einer Abstoßungsreaktion, der Mutterkuchen wird angegriffen und eine Fehlgeburt ausgelöst. Ähnliche Immunreaktionen findet man bei der Abstoßung von Organtransplantaten, auch hier toleriert der Körper das fremde Gewebe nicht.
Wenn eine Frau gehäuft Fehlgeburten hatte, sollte ein Spezialzentrum die weitere Diagnostik unterstützen. Manche Frauen neigen auch zur Blutgerinnselbildung (Thrombose) in den Venen. Derartige Thrombosen können auch den Blutfluss in den Mutterkuchen blockieren: Das Kind erhält nicht genug Nährstoffe und kann dadurch nicht weiter wachsen und gedeihen. Diese Probleme können von Spezialisten erkannt und bei einer weiteren Schwangerschaft behandelt werden. Es gelingt so meist, einen normalen Schwangerschaftsverlauf und die Geburt eines gesunden Babys zu ermöglichen.

reichend versorgt wird und nicht richtig wachsen und gedeihen kann. Auch Infektionen mit speziellen Krankheitserregern können zu einem vorzeitigen Blasensprung und damit zu einem Abort führen.

Wie geht es weiter?

Wenn Sie vielleicht schon einmal eine Fehlgeburt erlitten haben, fürchten Sie möglicherweise, dass dieses wieder passieren könne. Allerdings zeigen – wie gesagt – die Statistiken, dass bei den meisten Frauen das Risiko nicht erhöht ist, bei einer nächsten Schwangerschaft wieder einen Abort zu erleben. Nur bei ungefähr 2 von 100 Schwangeren ist die Neigung zu wiederholten Fehlgeburten vorhanden. Doch auch diese Frauen, die schon mehrmals ein Kind verloren haben, müssen heute nicht mehr resignieren, denn – wie oben bereits erwähnt – stehen durch intensive Vorkehrungen die Chancen recht gut, doch noch ein gesundes Baby zur Welt zu bringen.

Eileiterschwangerschaft: eine große Gefahr

Wenn die Eizelle befruchtet ist, dann wandert sie normalerweise durch den Eileiter in Richtung Gebärmutter und nistet sich nach wenigen Tagen dort ein. Es kann aber auch passieren, dass diese Passage gestört ist und die Eizelle hängenbleibt. Sie nistet sich dann im Eileiter (Tube) oder – sehr viel seltener – in der Bauchhöhle ein und beginnt dort zu wachsen. Ein erhöhtes Risiko für diese Komplikation besteht, wenn der Eileiter durch Entzündungen, Operationen oder eine Endometriose (siehe Seite 44 f.) Verwachsungen und Verklebungen aufweist. Die Schleimhaut im Inneren des Eileiters ist dann nicht mehr glatt und geschmeidig; durch die Verwachsungen kommt es zu Blockaden, der Transport der Eizelle funktioniert nicht mehr.

Ein echter Notfall

Die Eileiterschwangerschaft ist gefährlich und gilt als echter gynäkologischer Notfall. Wenn der Embryo immer weiter wächst und sich ausdehnt, dann kann es im schlimmsten Fall zu Komplikationen wie einer Eileiterzerreißung und einer schweren inneren Blutung kommen. Sollte der Verdacht auf eine Eileiterschwangerschaft bestehen – zum Beispiel weil Blutungen oder Unterleibsschmerzen auftreten – muss dies so schnell wie möglich vom Frauenarzt abgeklärt werden.

Wenn sich der Verdacht bestätigt und im Ultraschallbild zu erkennen ist, dass der Embryo nicht in der Gebärmutter heranwächst, muss eine Operation erfolgen. Der Eingriff kann mit herkömmlicher Chirurgie, häufig aber auch mit schonenden endoskopischen Methoden durchgeführt werden.

Viele Ärzte aus Kinderwunschzentren raten Frauen mit Problemen an den Eileitern und einer durchgemachten Eileiterschwangerschaft, die Tuben im Rahmen der Operation komplett verschließen zu lassen und das Wunschkind gleich über eine In-vitro-Fertilisation (IVF) zu bekommen. Die Chancen, dass dies zum Erfolg führt, sind sehr groß und das stark erhöhte Risiko einer erneuten Eileiterschwangerschaft ist so von vornherein ausgeschaltet.

Übersicht der häufigsten Schwangerschaftsrisiken

Blutungen

Bei jeder fünften werdenden Mutter kommt es im Verlauf der Schwangerschaft zu Problemen. Während der ersten zwölf Wochen sind es vor allem Blutungen, die plötzlich einsetzen und anzeigen, dass die Entwicklung des Babys möglicherweise in Gefahr ist. In diesen Fällen verordnen die Gynäkologen den schwangeren Frauen Schonung – häufig sogar (strenge) Bettruhe. Bei vielen betroffenen Frauen ist diese Therapieempfehlung erfolgreich. Die Gebärmutter beruhigt sich und die werdende Mutter kann die weitere Schwangerschaft dann ohne größere Einschränkungen genießen.

Vorzeitige Wehen

Nach den ersten drei Schwangerschaftswochen sind es nicht mehr so sehr die Blutungen, sondern vielmehr vorzeitige Wehen, die das Wachstum des Kindes in Gefahr bringen. Dann wird die werdende Mutter fast immer in die Klinik eingewiesen. Dort veranlassen die Ärzte meist Bettruhe, überwachen das Baby mit Ultraschall und verabreichen der Schwangeren wehenhemmende Mittel, zumeist als Tropfinfusion. So hoffen sie, die Schwangerschaft Tag um Tag zu verlängern und die drohende Fehl- oder Frühgeburt zu verhindern.

Muttermundschwäche

Auch eine Muttermundschwäche – Ärzte bezeichnen dies als Zervixinsuffizienz – kann zu einer Fehlgeburt führen: Aufgrund einer erblich bedingten Bindegewebsschwäche oder auch aufgrund von Narben, etwa durch vorangegangene Geburten oder operative Eingriffe am Gebärmutterhals, schließt der Muttermund nicht richtig. Er kann der Dehnung durch die wachsende Gebärmutter nicht standhalten und öffnet sich; dann kommt es zum Blasensprung und das Ungeborene ist nicht mehr in der Gebärmutterhöhle geschützt.

Frauen mit einer Muttermundschwäche kann manchmal durch einen mechanischen Verschluss geholfen werden. Auf jeden Fall sind während der gesamten Schwangerschaft viel Ruhe und regelmäßige ärztliche Kontrollen notwendig.

Vorzeitiger Blasensprung

Wenn die Fruchtblase zu früh platzt und das Fruchtwasser entweicht, ist das Baby nicht mehr vor eindringenden Krankheitskeimen geschützt und es droht eine Frühgeburt. Manchmal sind Bakterien daran schuld, die durch die Scheide hindurch zur Gebärmutter gelangt sind und dort zu einer Infektion der Eihüllen geführt haben. Am häufigsten lösen Chlamydien (siehe dazu auch Seite 33 f.), aber auch andere Keime wie beispielsweise die so genannten Gardnerellen oder Gonokokken das Drama aus.

Um einer Chlamydieninfektion frühzeitig auf die Spur zu kommen und eine Behandlung einzuleiten, wurde ein Chlamydien-Screening (Test auf diese Infektion) in die Schwangerschaftsvorsorge aufgenommen. Doch kann auch ein ausgeglichenes Scheidenmilieu mit einem hohen Anteil »schützender« Milchsäurebakterien verhindern, dass Krankheitskeime eindringen und das werdende Leben gefährden. Schwangere, bei denen der Frauenarzt eine Störung der Vaginalflora feststellt, können ein Präparat mit Milchsäurebakterien verordnet bekommen.

Aktiv werden

Erst wenn sich nach eineinhalb oder zwei Jahren der Kinderwunsch nicht erfüllen will, sollten Sie gemeinsam einen Spezialisten in einem Kinderwunschzentrum aufsuchen. Er wird eine Reihe von Untersuchungen bei Ihnen und Ihrem Partner durchführen, um den Ursachen Ihrer Kinderlosigkeit auf die Spur zu kommen.

So können Kinderwunschzentren Ihnen helfen

»Wer ein Ziel will, darf den Weg nicht scheuen, er sei glatt oder rau.«
Theodor Fontane

Die Geschichte beginnt wie bei jedem anderen Paar: Da ist zunächst das Gefühl, den richtigen Partner fürs Leben gefunden zu haben. Mit dem man sich auch vorstellen kann, eine Familie zu gründen. Eine schöne und intensive Zeit, in der die Liebe etwas ganz Besonderes ist – denn es könnte ja ein Kind aus ihr erwachsen. Noch ist das Zusammensein ganz unbeschwert, das Baby wie ein wunderschönes Geschenk, das man bestimmt bald bekommen wird. Dass es Probleme geben könnte, daran verschwendet das Paar keinen einzigen Gedanken. Warum auch? Nichts ist doch selbstverständlicher als ein Kind zu kriegen, wenn man es sich wünscht!

Wenn das Wunschkind ausbleibt

Erst nach und nach fängt das Paar an, sich Sorgen zu machen. Wenn Zyklus um Zyklus vergeht und die Schwangerschaft sich nicht einstellen möchte, wird den beiden langsam bewusst, dass etwas mit der Fruchtbarkeit nicht stimmt. Manche Paare sind sehr ungeduldig und werden schon nach vier Monaten nervös. Andere geben der Natur mehr Zeit und warten bis zu einem Jahr. Dann spätestens setzt aber fast immer das ein, was die Ärzte »Präkonditionierung«, Vorbelastung, nennen.

Es erfolgt eine Art Selbstbehandlung, bei der vor allem die Frauen versuchen, das Schwangerwerden über eine Kontrolle der Körperfunktionen gezielt zu fördern: Sie fangen an – oft heimlich –, eine Temperaturkurve zu führen und dann Liebe nach Plan zu machen. Wenn die Männer davon zunächst nichts wissen und das später irgendwann merken, fühlen sie sich manchmal hintergangen oder nicht eingeweiht. Dadurch können Spannungen auftreten, obwohl die Partner doch eigentlich nichts lieber möchten, als harmonisch zusammenzuleben und ein Kind miteinander zu haben. Deshalb ist Offenheit miteinander eine wichtige Stärke für ein Paar.

Ein wenig Geduld sollte sein

Ärzte und Psychologen sagen, dass mit dieser Selbstbehandlung schon die ersten Weichen für eine ungünstige Entwicklung gestellt werden können – vor allem, wenn in dieser Zeit bereits eine gewisse Anspannung aufgetreten ist. Kommt das Paar dann zur Behandlung, hat sich oft schon eine ganze Menge Probleme angestaut und der therapeutische Verlauf kann dadurch negativ beeinflusst werden. Deshalb mahnen die Experten auch immer wieder zu Geduld.

Eineinhalb bis zwei Jahre können Sie sich als jüngeres Paar normalerweise Zeit lassen, bis Sie einen Arzt aufsuchen und sich einer Untersuchung unterziehen sollten. Die Chancen, auf natürlichem Weg schwanger zu werden, sind nämlich gar nicht so groß wie häufig angenommen. Sie liegen nur bei etwa 20 bis 30 Prozent pro Monatszyklus. Und wenn Stressfaktoren vorhanden sind, beispielsweise, weil sich ein Paar selbst unter Druck setzt, können diese Chancen sogar noch sinken. Daher sollten Sie in diesen zwei Jahren auch wirklich nichts unternehmen – keine Zykluskontrollen, kein »Timing« des Geschlechtsverkehrs –, um nicht einen unterschwelligen Stress zu erzeugen. Genießen Sie einfach den unbeschwerten Sex und denken Sie gar nicht an Ihren Kinderwunsch.

Das A und O: gemeinsam zum Arzt

Wenn der Kinderwunsch trotz guter Vorsätze Ihr Leben zu beherrschen beginnt, sollte und spätestens nach ein bis zwei Jahren, ein Arzt klären, warum das Baby nicht kommen will. Ein erster Ansprechpartner kann der Gynäkologe sein, bei dem Sie normalerweise in Behandlung sind. Oft ist es aber ratsam, sich gleich an einen Spezialisten für Fortpflanzungsmedizin in einer Praxis oder Klinik zu wenden, vor allem, wenn Sie nicht mehr ganz jung sind.

> Besonders wichtig ist, dass Sie beide gemeinsam zum Arzt gehen, denn nur so kann eine gezielte Diagnostik durchgeführt werden. Kinderkriegen ist ein gemeinsames Thema für ein Paar. Sie brauchen sich gegenseitig.

Nach einem ausführlichen Gespräch, in dem sich der Arzt ein umfassendes Bild von Ihrer Lebenssituation macht, werden die ersten Untersuchungen durchgeführt. Meist erfolgen diese nach einem Stufenplan und beginnen zunächst mit einfachen, wenig eingreifenden Maßnahmen.

Was bei der Frau geschieht

Krankengeschichte

Es werden detailliert alle medizinischen Daten festgehalten, die für die Fruchtbarkeitsdiagnostik von Bedeutung sind. Wichtige Fragen dazu: Wann war die erste Regelblutung? Ist der Zyklus regelmäßig? Wie verläuft die Periode, ist die Blutung normal? Gab es bereits Schwangerschaften, Schwangerschaftsabbrüche, Geburten oder Fehlgeburten? Lagen oder liegen chronische Krankheiten vor? War die Frau von Infektionen betroffen? Wurden schon einmal Operationen im Unterleib durchgeführt? Wie ist die Partnerschaft und die sexuelle Beziehung?

Gynäkologische Untersuchung

Diese Untersuchung unterscheidet sich nicht von den sonstigen Untersuchungen beim Frauenarzt. Der Gynäkologe tastet den Unterleib und die Brust ab, untersucht die äußeren Geschlechtsorgane und betrachtet mit dem Spekulum die Scheide und den Gebärmutterhals. Dabei wird auch ein Abstrich entnommen, um die Scheidenflora zu untersuchen und zu prüfen, ob Krankheitserreger vorhanden sind. Meist führt der Frauenarzt auch eine Ultraschalluntersuchung durch, um einen Eindruck von den Eierstöcken und der Gebärmutter zu bekommen.

Zykluskontrolle

Die Beobachtung des Menstruationszyklus gibt wichtigen Aufschluss über die hormonellen Abläufe und lässt bereits erkennen, ob die Eireifung normal funktioniert und ein Eisprung stattfindet.

Die Basaltemperaturkurve

Als Standarduntersuchung der Zykluskontrolle wird eine Basaltemperaturkurve erstellt. Die Frau muss regelmäßig jeden Morgen die Aufwachtemperatur messen und in ein Kurvendiagramm eintragen. Die Messung ist am genauesten, wenn sie rektal durchgeführt wird. Es gibt dafür spezielle Thermometer mit einer weiten Skala. Auch die Menstruation, die Tage, an denen Geschlechtsverkehr stattfand, Zwischenblutungen und alle Einflüsse, die den Temperaturverlauf stören könnten (Erkältung, weniger als sechs Stunden Schlaf, Alkoholgenuss etc.) müssen auf dem Kurvenblatt vermerkt werden. Um den Verlauf besser beurteilen zu können, sollte die Basaltemperatur mindestens über zwei bis drei Monate hinweg gemessen werden.

Im Durchschnitt beträgt der Monatszyklus etwa 28 Tage. Bei einem normalen Verlauf zeigt die Kurve zwei Phasen: Während der ersten Zyklusphase liegt die Körpertemperatur bei ungefähr 36,6 bis 36,8 °C. In der Zyklusmitte, etwa um den 13. Tag, fällt die Temperatur meist noch etwas ab und steigt dann sprunghaft um 0,4 bis 0,6 °C an. Das ist die Zeit, in der normalerweise der Eisprung stattfindet. Die Temperatur bleibt bis zur nächsten Blutung auf diesem Niveau und fällt dann wieder auf die Werte der ersten Phase ab.

Moderne Verfahren, zum Beispiel der LH-Test im Urin oder spezielle digitale Messgeräte (in Apotheken erhältlich), erlauben im Selbsttest, den Eisprung sowie die fruchtbaren Tage festzustellen. Diese technischen Hilfsmittel sind deutlich präziser als Basaltemperaturkurven und Zervixschleim-Untersuchungen. Solche Geräte verfügen auch noch über die Möglichkeit, die Befunde der Schleimuntersuchung und der Eisprunghormonmessung im Urin (mit einem Teststreifen) auszuwerten und so das Ergebnis noch präziser zu gestalten. Sie sollten aber nicht mit der Anwendung all dieser Methoden den Spaß an der Liebe vergessen. Im Vordergrund sollten immer Sie als Paar stehen, nicht der Eisprung und der LH-Test.

Untersuchung des Zervixschleims

Um noch zusätzliche Daten zur Zykluskontrolle zu gewinnen, kann der Zervixschleim, das Sekret am Gebärmutterausgang, untersucht werden. Unter dem Einfluss des Östrogens nimmt die Menge des Zervixschleims bis zur Zyklusmitte zu. Außerdem verändert sich seine Beschaffenheit: Um die Zeit des Eisprungs herum verflüssigt er sich, damit er für ankommende Spermien durchlässig wird. Diese Veränderung kann der Arzt mit dem so genannten Farnkrauttest feststellen. Er entnimmt dazu mit einem Wattestäbchen etwas Schleim vom Muttermund und streicht diesen auf einem Glasplättchen aus. Wenn er getrocknet ist, lassen sich normalerweise unter dem Mikroskop farnkrautähnliche Kristalle erkennen.

Hormonanalysen und Follikeluntersuchungen

Weiterhin können Hormonanalysen und Follikeluntersuchungen mit Ultraschall die Zyklusbeurteilung ergänzen. Mit modernen Labortechniken können auch geringste Hormonmengen im Blut gemessen werden. Vor allem die Östrogen- und Progesteronwerte geben Aufschluss über die Funktionen im Eierstock und in der Gebärmutter. Die Eizellreifung lässt sich mit Ultraschall erfassen, indem der Arzt das Follikelwachstum überprüft.

Bauchspiegelung

Von der Beschaffenheit der inneren Organe kann mit den genannten Untersuchungen nur ein vager Eindruck gewonnen werden. Wenn aber der Verdacht auf Veränderungen besteht, die zur Unfruchtbarkeit führen (Verwachsungen, Endometriose, Myome), kann der Arzt eine Laparoskopie (Bauchspiegelung) durchführen. Der Eingriff ist unkompliziert und viel schonender als eine herkömmliche Operation. Durch einen kleinen Schnitt am Bauchnabel wird das Endoskop (Sehrohr) eingeführt, mit dem der Arzt die inneren Organe betrachten kann: Zustand und Lage der Gebärmutter, der Eierstöcke und Eileiter mit den Fimbrientrichtern. Außerdem erkennt er, ob Verwachsungen, Vernarbungen, Entzündungen, Zysten oder Tumoren vorliegen.

Mit der Bauchspiegelung lassen sich auch therapeutische Maßnahmen durchführen. Zum Beispiel können Verwachsungen gelöst oder Zysten entfernt werden. Der Operateur führt dazu über einen zweiten kleinen Schnitt feine Instrumente wie Zangen, Pinzetten oder Skalpelle in die Bauchhöhle ein.

Ultraschall-Kontrastuntersuchung

Um die Durchgängigkeit der Eileiter zu prüfen, können die Ärzte eine so genannte Ultraschall-Kontrastuntersuchung durchführen. Durch Einspülen einer speziellen Lösung in die Gebärmut-

Weibliche Fruchtbarkeitszeichen

Der Körper der Frau sendet eine Reihe von Signalen aus, mit denen er seine fruchtbare Zeit verrät.

1. Die Körpertemperatur verändert sich. Die Körpertemperatur liegt in der etwa 14-tägigen Phase nach dem Eisprung um 0,4 bis 0,6 °C niedriger als davor, denn das Wärmezentrum im Gehirn reagiert auf das Hormon Gestagen der zweiten Zyklushälfte. Bei der Temperaturkurvenmessung brauchen Sie viel Disziplin und Sie dürfen keinen unruhigen Lebensrhythmus haben. Wenig Schlaf, Aufregung, Alkohol, Jetlag, Nachtschichten im Beruf, aber auch Fieber und Krankheiten verändern den Temperaturverlauf und vermindern den Aussagewert. Außerdem: Der Eisprung ist erst erkennbar, wenn die Temperaturkurve angestiegen ist. Der optimale Zeitpunkt für eine Empfängnis ist dann aber bereits wieder verstrichen.

2. Der Zervixschleim verflüssigt sich. Sie können selbst feststellen, wie sich der Schleim am Gebärmutterhals verändert. Am Zyklusanfang ist er fest und klebrig und verschließt den Muttermund wie ein Pfropf. Zur Zyklusmitte hin wird er immer flüssiger und kündigt den baldigen Eisprung an. Sie sollten etwa am achten Tag mit der Untersuchung des Schleims beginnen. Nehmen Sie immer zur gleichen Tageszeit eine Schleimprobe, indem Sie zwei Finger tief in die Scheide einführen. Wenn der Schleim klar ist und sich zu einem Faden ziehen lässt, ist die fruchtbare Zeit da.

3. Der Muttermund erweitert sich. Frauen mit viel Erfahrung in der Zyklusbeobachtung ziehen häufig auch ein drittes Fruchtbarkeitszeichen hinzu: die Veränderung des Muttermunds. Dieser ist gut durch die Scheide hindurch mit dem Finger zu tasten. Wie eine Nase mit einem Grübchen ragt er in die Vagina hinein. Wenn der Eisprung naht, wird der Muttermund weicher und die Öffnung ist deutlicher zu tasten.

ter kommt es zu einem Kontrasteffekt in den Eileitern und, von diesen fortgeleitet, in den Bauchraum. Man gewinnt hierdurch einen ersten Eindruck von der Durchlässigkeit der Eileiter.

Chromopertubation

Bei Auffälligkeiten der Kontrastuntersuchung bleibt als zweiter Schritt eine Laparoskopie mit einer Chromopertubation (Durchgängigkeitsprüfung der Eileiter mit einem Farbstoff). So ist bei Unklarheiten eine viel präzisere Diagnostik möglich. Die Eileiter sind sehr fein konstruierte Organe mit vielfältigen, hormonell gesteuerten Aufgaben. Oft sagt die reine Durchlässigkeit eines Eileiters noch lange nichts darüber aus, ob er auch entsprechend funktionsfähig ist. Mit einer Bauchspiegelung lässt sich dies aber gut sehen.

Was beim Mann geschieht

Krankengeschichte

Auch beim Mann muss eine ausführliche Anamnese (Krankenvorgeschichte) durchgeführt werden. Dabei spielen vor allem Krankheiten oder Störungen aus der Kindheit eine Rolle. Lag bei der Geburt ein Hodenhochstand vor? Hatte der Mann als Kind Mumps? Kam es zu einer Hodentorsion (Verdrehung des Hodens), die besonders beim Jugendlichen häufiger vorkommt? Wann trat die Pubertät ein? Wichtige Fragen zum Erwachsenenalter: Bestehen chronische Krankheiten, vor allem Stoffwechselleiden wie Diabetes, müssen dauerhaft Medikamente eingenommen werden? Lagen Verletzungen, Operationen im Genitalbereich vor? Ist der Mann Raucher? Welchen Beruf führt er aus, kommt er mit schädlichen Stoffen (Farben, Lacke, Lösungsmittel) in Berührung? Hatte er sich sexuell übertragbare Krankheiten (Chlamydieninfektion) zugezogen? Wie ist die Beziehung zur Partnerin, wie sind die sexuellen Gewohnheiten?

Hodenuntersuchung

Nach der Anamneseerhebung nimmt der Arzt die körperliche Untersuchung vor und tastet dabei das äußere Genitale ab, prüft, ob Größe und Lage normal sind. Außerdem tastet er die Prostata rektal aus, um dort eventuelle Veränderungen festzustellen. Mit der Ultraschallmethode lässt sich das Hoden- und Nebenhodengewebe sehr gut untersuchen. Der Arzt kann erkennen, ob Gewebeveränderungen wie entzündliche Prozesse oder Tumoren vorliegen. Wichtig ist auch die so genannte Dopplersonografie: Damit ist es dem Arzt möglich, den Blutfluss in den Gefäßen des Hodenbereichs zu registrieren. Bedeutung hat das zur Fahndung nach einer Varikozele, einer Krampfader am Hoden (siehe Seite 50). Diese Krampfader bewirkt eine Überwärmung des Hodens und dadurch können die Spermien geschädigt werden. Wenn der Arzt mit dem Dopplerultraschallkopf eine Varikozele aufspürt, hört man ein Rauschen, dass durch den verstärkten Blutfluss in der Krampfader erzeugt wird.

Hormonanalysen

Auch beim Mann geben die Hormone Aufschluss über die Funktion der Keimdrüsen. Mit speziellen Verfahren werden die Geschlechtshormone (Testosteron) und die keimdrüsenstimulierenden Hormone aus der Hypophyse (Gonadotropine) im Blut bestimmt. Aus den Ergebnissen lassen sich Rückschlüsse auf die Samenzellreifung ziehen.

Ejakulatuntersuchung

Diese Untersuchung ist aus zwei Gründen von besonderer Bedeutung: Erstens liefert die Analyse der Samenflüssigkeit wichtige Erkenntnisse zur Funktion von Prostata und Samenbläschen und dient der Fahndung nach verborgenen Infektionen in den samenableitenden Wegen, den Nebenhoden und Hoden. Zweitens kann aus dem Ejakulat ein so genanntes Spermiogramm erstellt werden: ein wichtiges Verfahren, um die Funktionsfähigkeit der Samenfäden zu überprüfen.

Spermiogramme sind ein wichtiges diagnostisches Mittel, aber sie geben nur Anhaltspunkte, kein absolut sicheres Urteil. Es handelt sich jedes Mal nur um eine »Momentaufnahme«, es muss nicht bedeuten, dass der Zustand der Samenfäden immer so ist. Vor einem Spermiogramm muss der Mann mindestens zwei, besser fünf Tage Karenz einhalten.

Spermiogramm

Mit dieser Methode lässt sich am besten die männliche Zeugungsfähigkeit untersuchen. Sie wird routinemäßig in allen Zentren für Sterilitätsmedizin, aber auch bei Andrologen oder Urologen durchgeführt. Dabei werden Menge und Konsistenz der Samenflüssigkeit sowie Anzahl, Aussehen und Beweglichkeit der Samenfäden geprüft. Diese Befunde können vorliegen:

- ✔ **Normozoospermie = alles in Ordnung**
  Es befinden sich mindestens 20 Millionen Spermien in einem Milliliter Ejakulat. Mehr als die Hälfte sind normal ausgereift und gut beweglich.
- ✔ **Oligozoospermie = Zahl vermindert**
  Die Spermienanzahl liegt deutlich unter der Norm von 20 Millionen pro Milliliter. Gestalt und Beweglichkeit sind normal.
- ✔ **Asthenozoospermie = Zahl und Aussehen in Ordnung, Beweglichkeit eingeschränkt**
  Struktur und Anzahl der Spermien liegen zwar im Normbereich, doch weniger als die Hälfte sind gut beweglich.
- ✔ **Teratozoospermie = Zahl und Beweglichkeit in Ordnung, Aussehen verändert**
  Die Anzahl der Spermien ist zwar normal, doch sind sie krankhaft verändert und nur eingeschränkt beweglich.

- ✔ **Nekrozoospermie = keine lebenden Spermien**
  Es finden sich zwar Spermien im Ejakulat, doch sind diese alle leblos.
- ✔ **Azoospermie = überhaupt keine Spermien**
  Im Ejakulat ist nur Samenflüssigkeit, Spermien sind nicht vorhanden.

Die Qualität der Spermien kann erheblich schwanken und durch viele Faktoren, vor allem Nervosität, Anspannung etc., negativ beeinflusst werden. Manchmal passiert es, dass Spermiogramme vollkommen unterschiedliche Ergebnisse aufweisen. Deshalb ist es wichtig, mindestens zwei Spermiogramme in einem Abstand von sechs Wochen anzufertigen.

Das Sperma gewinnt der Mann durch Masturbation. Am praktischsten ist es, wenn er dazu in die Arztpraxis oder Klinik kommt, weil dann gleich die Laboruntersuchung durchgeführt werden kann. Allerdings ist es für viele Männer ausgesprochen schwierig, sich auf Kommando selbst zu befriedigen – und das auch noch in einer sterilen Klinikatmosphäre. Die meisten Praxen gestatten es den Männern deshalb, sich die benötigten Utensilien (Laborschälchen, sterile Spritze, in die das Ejakulat aufgesogen wird) mit nach Hause zu nehmen und dort in der privaten, vertrauten Umgebung das »Material« zu gewinnen. Auch bei den Methoden der künstlichen Befruchtung wird das zunehmend so gehandhabt, weil der Druck, dass es »auch unbedingt klappen muss«, hier noch viel größer ist.

Allerdings müssen Gewinnung und Transport des Ejakulats vom Mann auch sachgerecht (wie vom Arzt oder dem Laborpersonal erklärt) vorgenommen werden, damit es keine qualitativen Einbußen gibt. Manchmal kann es auch helfen, in der Nähe ein Hotelzimmer zu buchen, um dort entspannt und in Ruhe den Samen zu gewinnen. Eventuell kann die Partnerin mitwirken, denn Kinderkriegen ist ja schließlich ein gemeinsames Anliegen.

Die Wege zum Wunschkind

Die moderne Kinderwunschmedizin ist heute so weit fortgeschritten, dass jedes Paar mit einem unerfüllten Kinderwunsch ganz individuell behandelt werden kann. Die Methoden reichen von der relativ einfachen Hormonbehandlung bis zur In-vitro-Fertilisation, der »Zeugung im Reagenzglas«, und anderen komlizierten Fruchtbarkeitstechniken – alle mit unterschiedlichen Vorteilen und Risiken.

Die Chancen der modernen Kinderwunschmedizin

»Bei schwierigen Prüfungen wende dich deinem eigenen Herzen zu, suche Zuflucht in dir selbst und steige mit erneuerten Kräften wieder aus dir empor.«

Tibetische Weisheit

Als 1978 Louise Brown, das erste »Retortenbaby«, das Licht der Welt erblickte, war dies eine Sensation. Mittlerweile gehört die Methode, die Louises Mutter zur Schwangerschaft verhalf, fast schon zur Routine. Es ist die so genannte Reagenzglasbefruchtung, in der Fachsprache In-vitro-Fertilisation, kurz IVF, genannt. Seither hat die Fortpflanzungsmedizin rasante Fortschritte gemacht, und neben feinstdosierten Hormonbehandlungen, mikrochirurgischen Operationstechniken, Insemination und IVF gibt es heute auch so faszinierende Verfahren wie die Mikroinjektion, bei der eine einzige Samenzelle mit Hilfe einer speziellen Führungstechnik in die Eizelle injiziert wird.

Kinderwunschtherapie bei Mann und Frau

Bei vielen Kinderwusch-Paaren müssen allerdings nicht die Super-Hightech-Methoden zum Einsatz kommen. So reichen vielleicht auch bei Ihnen schon relativ einfache Maßnahmen, damit die ersehnte Schwangerschaft eintritt. Deshalb wird man mit Ihnen in einem Kinderwunschzentrum auch nach einem Stufenplan vorgehen, bei dem sich die Ärzte Schritt für Schritt an die Ursachen und die therapeutischen Möglichkeiten zu deren Behebung herantasten.

Männliche Fruchtbarkeitsstörungen

Das Spermiogramm verbessern

Hier können die Ärzte zunächst versuchen, medikamentös das Spermiogramm zu verbessern. Dazu werden beispielsweise Substanzen wie das Gewebehormon Kallikrein verabreicht. Man erhofft sich von diesem Eiweißstoff, dass er die Beweglichkeit der Spermien positiv beeinflusst. Die Wirkung ist jedoch nicht gesichert. Eine andere Substanz, die den Spermien »auf die Sprünge« helfen soll, ist das Spurenelement Zink. Doch auch damit lässt sich das Spermiogramm meist nur zu einem gewissen Teil optimieren. Findet der Arzt im Ejakulat Krankheitserreger, die auf eine Infektion in den männlichen Geschlechtsorganen hinweisen, so erweist sich häufig eine Therapie mit Antibiotika als sinnvoll. Ist zum Beispiel eine ausgeprägte Krampfader am Hoden an der schlechten Spermienqualität schuld, dann kann man diese operieren oder mit einem speziellen Mittel veröden.

Intrauterine Insemination (IUI)

Wenn das aber alles nichts bringt, wird als nächste Stufe die Methode der Intrauterinen Insemination (IUI) durchgeführt. Dazu bestimmt man durch Hormonmessungen und Ultraschalluntersuchungen den optimalen Zeitpunkt für die Empfängnis. Dann muss der Mann Ejakulat gewinnen. Die Spermien werden im Labor gewaschen, die besten und schnellsten konzentriert und anschließend mit einem dünnen Katheter direkt in die Gebärmutter gebracht.

Die Insemination ist eine Maßnahme, die gut bei mittelgradiger Einschränkung der männlichen Fortpflanzungsfähigkeit geeignet ist, die in der Regel aber häufiger wiederholt werden muss.

Durch die Insemination wird für die Spermien der Weg zur Eizelle abgekürzt. Außerdem können mit der Methode Hindernisse umgangen werden, zum Beispiel Antikörper, die sich im

Zervixschleim, also im Sekret am Muttermund, befinden und dort die Spermien lähmen (siehe dazu auch Seite 52 f.). Man kann das Verfahren noch mit einer Zyklusstimulation bei der Frau kombinieren, um mehr Eizellen heranreifen zu lassen und die Chance zu verbessern, dass wenigstens eine Eizelle befruchtet wird.

Mikroinjektion

Wenn die Spermienqualität stark beeinträchtigt ist und die Inseminationen nicht zum Erfolg führen, kann man heute das so genannte ICSI-Verfahren anwenden. Das ist die Abkürzung für Intrazytoplasmatische Spermieninjektion und wird auch Mikroinjektion genannt.

Bei dieser Methode fischt der Arzt eine Samenzelle aus dem aufbereiteten Ejakulat heraus und gibt sie mit einem feinen Instrument direkt in die Eizelle hinein, die der Frau vorher durch eine Punktion entnommen wurde. Man versucht, mit diesem Verfahren die besten Voraussetzungen für eine Befruchtung zu schaffen – und in einem großen Prozentsatz der Fälle gelingt dies auch.

> Die Mikroinjektion gibt Paaren, die vor einigen Jahren als »hoffnungslose« Fälle galten, nun doch die Möglichkeit, ihren Wunsch nach einem Kind zu erfüllen.

Die Mikroinjektion gehört zu den modernsten Methoden der Fortpflanzungstechnologie. Sie lässt sich mit noch zwei weiteren Verfahren kombinieren: der Gewinnung von Spermien direkt aus dem Hoden oder den Nebenhoden. Dazu ist nur ein kleiner Eingriff nötig, bei dem ein winziges Stück Gewebe entnommen wird.

Seit jüngster Zeit können sogar auch Spermienvorstufen gewonnen und zur künstlichen Befruchtung verwendet werden. Durch eine Tiefkühlkonservierung eignet sich das Biopsiegewebe für mehrere Behandlungen.

Weibliche Fruchtbarkeitsstörungen

Hormonelle Behandlung

Die Behandlung weiblicher Fruchtbarkeitsstörungen hängt ebenfalls von der zugrunde liegenden Krankheit oder Problematik ab. Bei hormonellen Problemen werden verschiedene Medikamente als Tabletten oder Spritzen gegeben, die in der Lage sind, das Zyklusgeschehen zu normalisieren. Diese Medikamente wurden in der letzten Zeit stetig weiterentwickelt, so dass sie mittlerweile optimal an die individuellen Bedürfnisse angepasst werden können. So stehen beispielsweise auch gentechnisch hergestellte Hormone zur Keimdrüsenstimulierung zur Verfügung. Diese Hormone zeichnen sich durch einen hohen Reinheitsgrad und eine sehr gute Dosierbarkeit aus.

Mikrochirurgie

Sind aber beispielsweise die Eileiter verschlossen oder vernarbt, dann kann man versuchen, sie mit einer mikrochirurgischen Operation (siehe auch »Mikrochirurgie«, Seite 95) wieder herzustellen und durchgängig zu machen.

In-vitro-Fertilisation (IVF)

Eine andere gute Methode zur Umgehung defekter Eileiter ist die In-vitro-Fertilisation (IVF). Hier werden die Eizellen direkt dem Eierstock entnommen und im Labor mit dem Samen des Mannes zusammengebracht. Wenn eine Befruchtung stattgefunden hat und sich die Eizellen geteilt haben, werden sie nach zwei oder drei Tagen als Embryonen wieder in die Gebärmutter eingesetzt.

Diese Befruchtung außerhalb des Mutterleibs wird auch bei Erkrankungen wie der Endometriose (siehe Seite 44 f.) eingesetzt und kann bei immunologischen Problemen sehr sinnvoll sein, beispielsweise wenn Antikörper gegen Spermien bestehen, denn dann kommt der Körper nicht mehr direkt mit den Spermien in Kontakt.

Die einzelnen Methoden im Überblick

Da es viele verschiedene Ursachen für eine ungewollte Kinderlosigkeit gibt, kommen diverse Behandlungsmöglichkeiten der Fruchtbarkeitsstörungen in Betracht. Im Folgenden werden die einzelnen Therapieverfahren ausführlich vorgestellt und erläutert, für welche Fälle sie infrage kommen.

Mikrochirurgie

Was wird gemacht? Mikrochirurgie heißt: Der Arzt operiert mit Hilfe eines Mikroskops und verwendet extrem feine Instrumente. Die Operationstechnik kann angewendet werden, um verwachsene Eileiter und zerstörte Eiauffangtrichter (Fimbrien) wieder zu rekonstruieren, aber auch bei Fehlbildungen, Endometrioseherden, Myomen oder nach einer Sterilisation. Der Eingriff ist aufwändig und dauert mehrere Stunden. Nur wenige Zentren haben sich auf diese diffizilen Operationstechniken spezialisiert. Seit es die IVF-Methode gibt, wird die Mikrochirurgie daher nicht mehr so häufig angewendet.

Bei Männern können mikrochirurgische Methoden ebenfalls zur Behebung von Fruchtbarkeitsstörungen eingesetzt werden. Sie dienen beispielsweise als Alternative zur Verödung einer Varikozele oder um blockierte oder nach einer Sterilisation unterbundene Samenleiter durchgängig zu machen. Allerdings löst auch hier die Samengewinnung aus dem Nebenhoden und die Mikroinjektion das operative Verfahren zunehmend ab.

Wann geeignet? Für die Frau: bei nichtentzündlichen Eileiterverschlüssen, wenn keine In-vitro-Fertilisation gewünscht wird. Es sollten möglichst nur junge Frauen operiert werden, um bei einem Versagen später doch noch die IVF-Methode nutzen zu können.

Für den Mann: Bei nichtentzündlichen Samenleiterverschlüssen (nach Sterilisation) oder zur Operation einer Varikozele.

Hormonbehandlung

Was wird gemacht? Zur Zyklusregulation und Anregung der Eierstockfunktionen bei der Frau (manchmal aber auch zur Samenzellreifung beim Mann) werden verschiedene Hormone in Form von Tabletten oder Spritzen verabreicht. Das sind vor allem Hormone, die

- ✔ im Zwischenhirn (Hypothalamus) wirken und über die Stimulation der dortigen Steuerhormone die Hypophyse zur Produktion von keimdrüsenstimulierenden Hormonen anregen (Aktivatoren der so genannten Gonadotropin-Freisetzungshormone = GnRH, zum Beispiel Clomifen)
- ✔ in der Hypophyse direkt wirken und so indirekt die Geschlechtsdrüsen stärker aktivieren (GnRH müssen sehr differenziert mit einer Pumpe dosiert werden)

Nach hormoneller Stimulation lässt sich normalerweise eine größere Zahl reifer Eizellen gewinnen – im Durchschnitt ungefähr fünf bis zehn Stück. Da pro Zyklus jedoch maximal nur drei befruchtete Eizellen in die Gebärmutter übertragen werden dürfen, um das Risiko einer Mehrlingsschwangerschaft zu verringern, bleiben oft noch befruchtete Eizellen übrig. Diese können im so genannten Vorkernstadium eingefroren werden. Dabei sind zwar die Spermien bereits in die Eizellen eingedrungen, es hat aber noch keine Verschmelzung der Erbanlagen von Vater und Mutter stattgefunden, die Eizellen gelten daher noch nicht als Embryonen. Dieser Vorgang wird Kryokonservierung genannt.
Die Eizellen können dann in späteren Zyklen wieder aufgetaut und nach Verschmelzung der Erbinformationen übertragen werden. Diese Methode erspart der Frau die aufwändige Stimulation und Punktion von Eizellen. Allerdings ist die Schwangerschaftsrate nach mit kryokonservierten Eizellen etwas niedriger als bei befruchteten Eizellen, die noch im selben Zyklus übertragen wurden.

- ✔ an den Keimdrüsen direkt wirken (so genanntes Gonadotropin – FSH zur Follikelreifung und LH bzw. HCG zum Eisprung)
- ✔ direkt an der Gebärmutter wirken (Östrogen und Progesteron)
- ✔ die eigene Zyklussteuerung ausschalten und damit die medikamentöse Behandlung erleichtern (GnRH-Antagonisten, GnRH-Superagonisten)

Wann geeignet? Wenn hormonelle Störungen beim Mann oder bei der Frau die Ursache für die Unfruchtbarkeit sind. Außerdem wird die Hormonbehandlung bei Fruchtbarkeitstechniken, wie der In-vitro-Fertilisation oder der Mikroinsemination zur Stimulierung der Eireifung und um mehr Eizellen gewinnen zu können, eingesetzt.

Insemination

Was wird gemacht? Zum Zeitpunkt des Eisprungs werden gewaschene und konzentrierte Samen des Mannes mit einem dünnen Katheter in die Gebärmutter (intrauterine Insemination = IUI) oder in den Eileiter (intratubare Insemination = ITI) gebracht.

> In einer speziellen Zentrifuge werden die schnellen Samenfäden von den langsamen getrennt. Die schwachen Spermien schaffen es nicht, gegen den Widerstand der Zentrifugalkraft anzuschwimmen und bleiben am unteren Ende des Reagenzglases zurück. Die aktiven arbeiten sich durch ein Nährmedium bis zum oberen Reagenzglasrand vor und sammeln sich dort an.

Wann geeignet? Bei mittelgradiger Einschränkung der männlichen Fruchtbarkeit oder wenn die Spermien Probleme haben, den Schleimpropf am Muttermund zu überwinden, empfiehlt sich eine Insemination.

In-vitro-Fertilisation (IVF)

Was wird gemacht? Bei der IVF handelt es sich um eine Befruchtung außerhalb des Körpers, also in einem speziellen Laborglas (vitro = Glas, Fertilisation = Befruchtung). Zunächst werden die Eierstöcke mit Hormonen (mit dem follikelstimulierenden Hormon FSH, gegebenenfalls zusammen mit dem luteinisierenden Hormon LH) angeregt, damit mehr Eizellen heranreifen. Zur Kontrolle der Follikelreifung mit Ultraschall und zur Messung der Hormonwerte muss sich die Frau mehrmals ins IVF-Zentrum begeben. Sind die Eibläschen groß genug, wird mit einer Spritze der Eisprung ausgelöst. Die reifen Eizellen werden durch die Vagina hindurch mit einem speziellen Katheter abgesaugt. Hierzu ist eine kurze Narkose empfehlenswert. Gleichzeitig wird der Samen des Mannes im Labor aufbereitet (wie bei der Insemination, siehe Seite 97) und dann in einer Glasschale mit den Eizellen zusammengebracht. Die befruchteten Eizellen bzw. Embryonen werden in einen Brutschrank gegeben und nach zwei bis drei Tagen in die Gebärmutterhöhle eingesetzt (Embryotransfer). Nach dem Embryonenschutzgesetz dürfen hierzulande nur maximal drei Embryonen kultiviert und transferiert werden.

Die bekannteste Methode der künstlichen Befruchtung ist die In-vitro-Fertilisation. In Deutschland wird sie seit 1981 praktiziert; mittlerweile wird fast jedes 70. Kind hier »im Reagenzglas« gezeugt.

Wann geeignet? Vor allem, wenn die Eileiter der Frau zum Beispiel durch Entzündungen vernarbt und verschlossen sind oder wenn sie aufgrund anatomischer Störungen ganz fehlen. Die IVF wird aber auch bei Krankheiten wie Endometriose (siehe Seite 44 f.) eingesetzt oder wenn Antikörper gegen männlichen Samen vorhanden sind (siehe Seite 52 f.). Zusätzlich ist eine IVF auch viel versprechend bei ungeklärter Sterilität, wenn andere Maßnahmen nicht zum Ziel führen.

Intratubarer Gametentransfer (GIFT)

Was wird gemacht? Bei dieser Methode werden die gewonnenen Eizellen in einen Katheter aufgezogen und zusammen mit den Samenzellen, die sich in einer zweiten Kammer des Katheters befinden, in den Eileiter eingespült – vorausgesetzt, dieser ist durchgängig. Die eigentliche Befruchtung findet dann auf natürlichem Weg im Eileiter statt.

Wann geeignet? Kann die Befruchtungschancen, vor allem bei eingeschränkter Spermienqualität, erhöhen. GIFT wird aber kaum noch angewandt, da die Methode aufwändig ist und die Schwangerschaftschancen mit IVF oder ICSI mindestens gleich gut sind. Die Methode kann jedoch Paaren helfen, die eine IVF- oder ICSI-Behandlung aus persönlichen Gründen ablehnen.

Für alle Methoden der »unterstützten« Fortpflanzung wird der männliche Samen speziell vorbereitet. Wenn der optimale Empfängniszeitpunkt da ist oder die reifen Eizellen der Frau für eine Befruchtung außerhalb des Körpers abgesaugt wurden, muss der Mann durch Masturbation Ejakulat gewinnen und dieses möglichst keimfrei (vorher gründliche Reinigung und Hygienemaßnahmen) in einer Laborschale auffangen. Das Ejakulat wird nun im Labor speziell »bearbeitet«: Die Samenfäden durchlaufen mehrere Waschvorgänge, werden in speziellen Kulturmedien gefiltert und – wenn die Spermaqualität eingeschränkt ist – in einer Zentrifuge getrennt.

Mikroinjektion = Intrazytoplasmatische Spermieninjektion (ICSI)

Was wird gemacht? Ergänzung zur IVF, wenn der Samen des Mannes eine sehr schlechte Qualität aufweist. Hierbei wird ein einzelnes Spermium direkt in die Eizelle injiziert. Dazu werden die Eizellen mit einer speziellen Saugkapillare gehalten, anschließend saugt der Arzt das Spermium unter dem Mikroskop mit einer dünnen Injektionspipette auf und führt es behutsam in die Eizelle ein.

Wann geeignet? Bei schweren Formen männlicher Fruchtbarkeitsstörung.

Samengewinnung aus dem Nebenhoden = mikrochirurgische epididymale Spermienaspiration (MESA)

Was wird gemacht? Mit speziellen mikrochirurgischen Instrumenten werden Spermien aus dem Nebenhoden abgesaugt. Die MESA-Methode wird zusammen mit der Mikroinjektion (ICSI) angewendet.

Wann geeignet? Wenn Samenleiter verschlossen sind, bei unbeweglichen Spermien in der Samenprobe oder wenn zum Beispiel durch Querschnittslähmung eine Ejakulationsstörung vorliegt.

Entnahme von Samen oder -vorstufen aus dem Hoden = testikuläre Spermienextraktion (TESE)

Was wird gemacht? Spermien oder sogar Spermienvorstufen werden aus dem Hoden gewonnen und zur Befruchtung mit der ICSI-Methode vorbereitet. Dazu ist nur ein minimaler operativer Eingriff nötig, bei dem der Arzt ein winziges Stück Hodengewebe (Biopsie) entnimmt. Diese Biopsie wird sofort im Labor aufbereitet und in verschiedene Portionen eingeteilt. Diese werden dann tiefgekühlt aufbewahrt (kryokonserviert), um sie später für mehrere Befruchtungsvorgänge nutzen zu können.

Wann geeignet? Wenn keine Spermien in der Samenprobe (Azoospermie), zum Beispiel nach einem Hodenhochstand, einer Mumpsinfektion oder einer Krebsbehandlung, und auch keine ausgereiften Samenfäden im Nebenhoden vorhanden sind (MESA nicht möglich).

Risiken der modernen Fruchtbarkeitstechniken

Ein ganz zentrales Thema ist für alle Kinderwunschpaare, die sich zu einer medizinischen Behandlung entschließen, ob Nutzen und Aufwand überhaupt in Relation zueinander stehen und ob die verschiedenen Therapien und Techniken nicht möglicherweise mit einem erhöhten Risiko verbunden sind. Im Folgenden finden Sie die wichtigsten Fragen zu den Risiken der Fruchtbarkeitsbehandlungen und die Antworten, die von den Fachleuten gegeben werden.

Können durch die Hormonbehandlung Nebenwirkungen auftreten?

Die Medikamente, die zur hormonellen Regulation und zur Eireifung verabreicht werden, können in manchen Fällen das Befinden beeinträchtigen und zu Problemen wie Schweißausbruch, Müdigkeit, Stimmungslabilität oder Kopfschmerzen führen. Im Allgemeinen sind diese Beschwerden aber nur vorübergehend und verlieren sich nach abgeschlossener Behandlung wieder.

Es gibt jedoch eine ernstere Komplikation, die im Rahmen der hormonellen Zyklusanregung auftreten kann: das so genannte ovarielle Überstimulationssyndrom. Dabei reifen plötzlich sehr viele Eibläschen im Eierstock heran (manchmal bis zu 20 oder 30 Stück). Der Eierstock vergrößert sich daraufhin und bildet zahlreiche Zysten. Die Ovarialvergrößerung kann solche Ausmaße annehmen, dass die Blutversorgung im Unterleib gestört wird und Bauchwasser (Aszites) entsteht. Das Überstimulationssyndrom kann mit starken Unterleibsschmerzen einhergehen und die Kreislauffunktion beeinträchtigen, in ausgeprägten Fällen ist daher zur besseren Überwachung und Behandlung ein stationärer Krankenhausaufenthalt erforderlich.

Erfahrene Ärzte können aber meist schon im Vorfeld erkennen, ob sich ein Überstimulationssyndrom anbahnt, und dann Maßnahmen ergreifen, die eine volle Ausprägung verhindern. Dazu kommt es meist erst, wenn die Therapie bis zur Zyklusmitte durchgeführt wird und auch die Hormone zur Auslösung des Eisprungs verabreicht werden. Manchmal treten die Probleme erst auf, wenn eine Frühschwangerschaft entsteht und die Eierstöcke durch das Schwangerschaftshormon zusätzlich stimuliert werden. Sollte der Arzt aber anhand der Ultraschallbilder und der Hormonwerte sehen, dass die Follikelreifung zu entgleisen droht, kann er den Behandlungszyklus frühzeitig abbrechen. Manchmal kann es auch sinnvoll sein, die Eizellen abzupunktieren und zu befruchten, sie aber alle einzufrieren, um sie erst zu einem späteren Zeitpunkt zurückzugeben.

Wie hoch ist das Risiko von Mehrlingsschwangerschaften?

Bei der Hormontherapie ist sehr viel Erfahrung nötig. Der Arzt muss die Funktionsabläufe in den Eierstöcken genau kennen und wissen, in welcher Dosierung er die hochwirksamen Medikamente zu verabreichen hat. Außerdem ist eine ganz exakte Kontrolle nötig. Deshalb gehören die Hormontherapien unbedingt in die Hand von Experten, die damit umzugehen wissen. Ansonsten besteht tatsächlich neben der Gefahr der Eierstocküberstimulation ein hohes Risiko für Mehrlingsschwangerschaften mit allen daraus folgenden Komplikationen.

Doch auch im Rahmen von Methoden wie der In-vitro-Fertilisation ist die Rate von Mehrlingsschwangerschaften erhöht. Selbst wenn in Deutschland maximal nur drei Embryonen übertragen werden dürfen, besteht natürlich die theoretische Chance, dass sich auch alle drei Embryonen entwickeln und die Schwangere Drillinge bekommt. Bei der überwiegenden Zahl der Frauen kommt es jedoch nur zu einer Schwangerschaft mit einem Kind. Die Wahrscheinlichkeit einer Zwillingsschwangerschaft liegt bei etwa 16 bis 18 Prozent, die einer Drillingsschwangerschaft bei drei bis vier Prozent.

Welche Gefahren bergen Eingriffe wie die Eizellentnahme und der Embyrotransfer bei IVF?

Auch eine Follikelpunktion ist ein operativer Eingriff und geht mit entsprechenden Risiken einher. Infolge der ultraschallgesteuerten Eizellentnahme durch die Scheide können zum Beispiel Blutungen oder Verletzungen von Nachbarorganen auftreten. Auch zu Infektionen kann es kommen. Bei sachgerechter Anwendung der Verfahren sind solche Komplikationen aber äußerst selten.

Nach der Rückübertragung der Embryonen in die Gebärmutter kann es wie bei jeder Schwangerschaft zu einer Einnistung im Eileiter kommen. Diese Komplikation tritt bei ungefähr fünf Prozent der Frauen nach einer IVF-Behandlung auf. Es handelt sich dabei vor allem um Frauen, die bereits Schäden an den Eileitern hatten, zum Beispiel infolge von Entzündungen oder vorausgegangenen Unterleibsoperationen. Eine Eileiterschwangerschaft muss frühzeitig operativ behandelt werden, um ernste Komplikationen zu vermeiden. Häufig führt der Arzt im Rahmen dieser Operation gleich eine Unterbindung beider Eileiter durch, um zukünftig eine Eileiterschwangerschaft zu verhindern. Die Chancen, durch eine erneute IVF-Behandlung wieder schwanger zu werden und ein gesundes Baby zur Welt zu bringen, betragen dann 25 bis 30 Prozent.

Gibt es nach einer IVF-Behandlung erhöhte Risiken für den Schwangerschaftsverlauf und die Geburt?

Bei einer Schwangerschaft durch IVF ist das Risiko einer Fehlgeburt gegenüber einer Spontanschwangerschaft leicht erhöht. Die Fehlgeburtenrate beträgt bei »normaler« Schwangerschaft ungefähr acht bis zehn Prozent, nach einer IVF-Behandlung etwa 12 bis 15 Prozent. Dabei muss allerdings berücksichtigt werden, dass die Frauen, die sich einer IVF unterziehen, im Durchschnitt älter sind als Frauen, die auf normalem Weg schwanger werden. Mit dem höheren Lebensalter einer werdenden Mutter steigt aber auch das Risiko einer Fehlgeburt.

Auch wenn die Schwangerschaft nach einer künstlichen Befruchtung vollkommen normal verläuft, wird sie als Risikoschwangerschaft eingestuft. Die werdende Mutter bekommt also unter der Rubrik »Sterilitätsbehandlung« ein Kreuzchen im Mutterpass. Das heißt aber nicht automatisch, dass besondere Risiken zu erwarten sind, sondern nur, dass die schwangere Frau besonders intensiv betreut werden soll, weil ja aufwändige und eingreifende Maßnahmen nötig waren, um die Schwangerschaft zu erzielen.

Wird durch die Mikroinjektion nicht die natürliche Selektion verhindert, also, dass nur die besten und schnellsten Spermien zur Befruchtung gelangen?

Dass zwischen den vielen Millionen Spermien ein Wettbewerb stattfindet und nur die »besten« die Verschmelzung mit der Eizelle eingehen, ist zwar eine weit verbreitete Vorstellung, lässt sich aber so pauschal nicht sagen. Dabei ist zunächst zwischen der »äußeren« und der »inneren« Qualität eines Spermiums zu unterscheiden, das heißt, den äußeren Merkmalen wie Form und Beweglichkeit und der genetischen Substanz, die es in seinem Zellkern transportiert. Zwischen diesen beiden Qualitäten muss aber kein direkter Zusammenhang bestehen, ein weniger schnelles Spermium muss also nicht auch ein schlechteres Erbgut in sich tragen.

Wenn überhaupt, findet ein Wettbewerb nur nach äußeren Kriterien statt, doch auch hier ist fraglich, inwieweit dieser Selektionsmechanismus letztendlich auch für die Befruchtung Bedeutung hat. Es ist sicher günstig, wenn viele gut bewegliche Samenfäden in Scheide und Gebärmutter gelangen und sich bis zum Eileiter vorarbeiten. Dass überhaupt ein Spermium die Eizelle erreicht, beruht nämlich auf der Gemeinschaftsleistung aller – und je mehr es sind, desto besser. Welches Spermium aber nach Vollendung der gemeinschaftlichen Eroberungsarbeit in die Eizelle eindringt, scheint – weit mehr als bisher angenommen – Zufälligkeiten zu unterliegen. Man weiß heute auch schon, dass es gerade nicht die schnellsten Spermien sind, die die Eizelle befruchten.

Wird bei der Mikroinsemination nicht eine Befruchtung erzwungen?

Mit Sicherheit nicht. Die Befruchtungsrate nach einer Spermien-injektion liegt ungefähr bei 60 Prozent. Das heißt, man kann die Chancen, dass Ei- und Samenzelle miteinander verschmelzen und sich zu einem Embryo entwickeln, erhöhen, dieses aber nicht erzwingen. Der eigentliche Befruchtungsvorgang beginnt auch erst, nachdem das Spermium injiziert wurde. Das ist ein komplexes Geschehen: Das Spermium muss von der Eizelle aufgelöst werden, damit das männliche Erbgut aus dem Inneren der Samenzelle frei wird. Die Chromosomen müssen sich anschließend in einer bestimmten Art und Weise anordnen, erst dann kann die Verschmelzung stattfinden. Diese höchst komplizierten molekularen Abläufe lassen sich nicht von außen beeinflussen, sie vollziehen sich nach den Gesetzen der Natur.

Sind bei Methoden wie ICSI und der Samengewinnung aus dem Hoden die genetischen Risiken und die Fehlbildungsraten erhöht?

Mit Hilfe der Intrazytoplasmatischen Spermieninjektion (ICSI) wurden weltweit schon viele hunderttausend Kinder gezeugt. Anhand der Studien, die bisher vorliegen, konnte kein Anstieg der genetischen Defekte und Fehlbildungen bei den ICSI-gezeugten Babys festgestellt werden. Manche angeborenen Krankheiten könnten im Vergleich zur Normalbevölkerung sogar niedriger liegen, lassen einige Untersuchungen vermuten. In Deutschland hat man umfassende Studien zu genetischen Störungen und Fehlbildungen in der Bevölkerung durchgeführt. Dabei ergab sich eine Fehlbildungsrate von ungefähr zwei bis sieben Prozent, je nachdem wie gründlich man die Kinder untersucht. Ähnlich aufwändige Untersuchungen an ICSI-Kindern lassen vermuten, dass hier die Fehlbildungsraten tatsächlich etwas höher liegen – wobei dies offenbar nicht an der Methode ICSI, sondern vielmehr an den Besonderheiten der betreffenden Eltern liegt. Kurz gesagt, der unerfüllte Kinderwunsch der Eltern stellt offenbar ein gewisses Zusatzrisiko dar, Kinder mit Fehlbildungen zu bekommen – nicht die Methoden IVF oder ICSI.

Zu den Risiken bei der Samengewinnung aus dem Hoden (MESA oder TESE): Im Allgemeinen werden die Hodenbiopsien auch einer Genanalyse unterzogen. Man kann also das Erbgut direkt in den Spermien bestimmen. Hier wurden bisher keine zusätzlichen Risiken gegenüber der Verwendung normaler Spermien festgestellt.

Chancen der modernen Fruchtbarkeitstechniken

Wohl kaum etwas beschäftigt die Kinderwunschpaare so sehr wie die Erfolgszahlen der jeweiligen Behandlungsmaßnahmen. Deshalb werden dem Arzt auch immer wieder diese Fragen gestellt: Welche Chancen bestehen, dass sich die Eizellen befruchten? Wie groß ist die Wahrscheinlichkeit, dass ich schwanger werde? Welche Chancen haben wir für die Geburt eines gesunden Babys? Natürlich kann kein Arzt konkrete Zahlen nennen und garantieren, dass die Behandlung zum Erfolg führt. Es gibt aber umfangreiche Statistiken, die als Orientierungshilfe dienen und anhand derer sich die Erfolgsaussichten abschätzen lassen. Durch den stetigen Fortschritt in der Technologie, aber auch durch die zunehmende Erfahrung der Fortpflanzungsmediziner, sind diese Erfolgsaussichten recht gut geworden. Die 20- bis 30-prozentige Chance, die man für eine Befruchtung und Schwangerschaft im Zyklus unter natürlichen Bedingungen hat, sind mit den modernen Methoden heute ebenfalls zu erreichen.

Die Chancen bei IVF

Als Erfolgsparameter einer IVF-Behandlung gilt weltweit die Schwangerschaftsrate nach Embryotransfer. Da häufig zwei bis drei befruchtete Eizellen transferiert werden können, liegen die Schwangerschaftsraten sehr gut, manchmal sogar noch höher als unter natürlichen Bedingungen. Man kann auch sagen, dass ungefähr jeder dritte bis vierte Embryotransfer zu einer Schwangerschaft führt.

> Die Erfolgschancen steigen schrittweise mit der Zahl der Behandlungszyklen. Die Mediziner haben hier den Begriff der kumulativen Schwangerschaftsrate geprägt. Während die Erfolgsrate pro Einzelzyklus bei 25 bis 30 Prozent liegt, erreicht die kumulative Schwangerschaftsrate 50 bis 60 Prozent. Das heißt, nach vier IVF-Behandlungen mit Embryotransfer ist mindestens jede zweite Frau schwanger.

Die Chancen bei ICSI

Die Methode wird seit 1993 angewandt, so dass man auch hier über statistische Zahlen verfügt. Die Schwangerschaftsrate pro Embryotransfer liegt ebenfalls ungefähr bei 25 bis 30 Prozent, die kumulative Schwangerschaftsrate nach vier Behandlungszyklen bei etwa 60 Prozent, also sogar noch leicht über der Rate bei IVF. Eine mögliche Erklärung hierfür könnte sein, dass ICSI-Frauen im Durchschnitt etwas jünger als IVF-Frauen sind und sich die Eizellen besser befruchten lassen.

Hier kommen wir zu einem wichtigen Punkt. Die Statistiken geben immer nur Durchschnittswerte an, die persönlichen Erfolgschancen hängen jedoch stark von den individuellen Gegebenheiten ab. Dabei spielt das Alter der Frau eine große Rolle, denn jenseits der 35 sinken nicht nur die Chancen für eine spontane Empfängnis und Schwangerschaft, sondern auch für eine Schwangerschaft durch IVF oder ICSI. Auch eine idiopathische Sterilität – also eine Unfruchtbarkeit ohne erkennbare

Ursache – kann den Erfolg der Behandlungen einschränken, nicht zuletzt, weil möglicherweise Ursachen eine Rolle spielen, die bisher nicht erkennbar und behandelbar sind.

Außerdem muss das Paar sich bewusst machen, dass es vielleicht mehr als drei bis vier Behandlungszyklen auf sich nehmen muss, selbst wenn im Mittel jede zweite Frau nach vier Versuchen schwanger wird. Es kann immer etwas passieren, zum Beispiel klappt die hormonelle Stimulation nicht richtig, die Eierstöcke sprechen zu wenig auf die Medikamente an. Oder sie reagieren im Gegenteil vielleicht sogar besonders empfindlich auf die Stimulationshormone und es droht eine Überstimulation. Dann muss der Arzt die Behandlung abbrechen und für den nächsten Zyklus ein neues Therapieschema ausarbeiten, vielleicht andere Medikamente verabreichen. Es kann auch sein, dass zunächst alles reibungslos funktioniert – hormonelle Stimulation, Follikelreifung, Eisprungauslösung, Follikelpunktion – und dann befruchten sich die Eizellen in der Laborschale nicht. Auch in diesem Fall muss der Arzt wieder eine neue Behandlungsstrategie entwickeln und das Paar sich bis zu einem nächsten Versuch gedulden.

Schließlich ist eine erzielte Schwangerschaft leider auch nicht gleichbedeutend mit der Geburt eines Babys. Auch da können noch Komplikationen wie eine Eileiterschwangerschaft oder eine Fehlgeburt auftreten, die das aufkeimende Glück wieder zunichte machen und das Paar an den Anfang zurück zwingen (siehe dazu auch das Kapitel »Wenn die ›gute Hoffnung‹ zu Enttäuschung wird«, Seite 64 ff.).

Vielen Kinderwunschpaaren bleiben diese Hürden erfreulicherweise erspart, sie müssen nicht zu viele Strapazen auf sich nehmen. Trotzdem – und vor allem, wenn es länger dauert – ist es ungeheuer wichtig, darauf zu achten, dass man sich von der Behandlung nicht »auffressen« lässt und dass die Seele keinen Schaden nimmt. Das Paar sollte deshalb schon frühzeitig psychotherapeutische oder psychologische Unterstützung in Anspruch nehmen.

Die Techniken der Kinderwunschbehandlung

Hormontherapie

Ein ausbleibender Eisprung kann durch eine Hormonbehandlung (zum Beispiel mit dem Wirkstoff Clomifen, dem follikelstimulierenden Hormon FSH sowie mit dem Schwangerschaftshormon HCG) erfolgreich therapiert werden. Doch nicht nur bei gestörten, sondern auch bei normalen Hormonwerten kann die Reifung der Eizellen mittels bestimmter Medikamente angeregt werden.

- ✔ **Erfolgschancen** (so genannte Baby-Take-Home-Rate): ca. 10 Prozent pro Zyklus.
- ✔ **Risiko:** Mehrlingsschwangerschaft, Gefahr einer Überstimulation (Nebenwirkungen: angeschlagene Psyche, Zystenbildung, Übelkeit, Unterbauchschmerzen, Thrombosen, eingeschränkte Nierenfunktion etc.).

Insemination

Dabei wird der Samen des Mannes künstlich in die Gebärmutter der Frau eingebracht. Das heißt, vorher aufbereiteter Samen wird – kurz vor dem Eisprung der Frau – mit einem dünnen Katheter direkt in die Gebärmutter gespült.

- ✔ **Anwendungsbereich:** Bei leicht bis mittelschwer verminderter Samenqualität (zu wenige und zu langsame Spermien) oder wenn die Spermien nicht durch den Zervixschleim (Gebärmutterhalsschleim) dringen können.
- ✔ **Vorteil:** Spermien werden in größerer Anzahl nahe der Eizelle platziert; relativ schmerzloser Eingriff (kein Krankenhausaufenthalt nötig, kann ambulant in der Arztpraxis ausgeführt werden).
- ✔ **Erfolgschancen:** ca. 10 Prozent pro Zyklus.

Intratubarer Gametentransfer

Der Frau werden nach einer hormonellen Stimulation mehrere reife Eizellen entnommen und zusammen mit dem Ejakulat des Mannes in den Eileiter gespült.

- ✔ **Anwendungsbereich:** Bei mehrfach erfolgloser Insemination, ungeklärter Ursache der Unfruchtbarkeit, wenn das Paar keine IVF oder ICSI wünscht.
- ✔ **Risiko:** Gefahr einer Eileiterschwangerschaft ist deutlich höher als bei einer natürlichen Befruchtung.

In-vitro-Fertilisation (IVF)
Der Arzt entnimmt der Frau nach hormoneller Stimulation reife Eizellen und bringt diese im Reagenzglas mit dem Sperma des Mannes zusammen. Die Befruchtung findet also außerhalb des Körpers statt. Zwei bis drei Tage nach der Befruchtung wird der Embryo (= befruchtete Eizelle) in die Gebärmutter eingepflanzt.

- ✔ **Anwendungsbereich:** zum Beispiel bei nicht durchgängigem Eileiter oder einem Verlust der Eileiter (nach einer Eileiterschwangerschaft).
- ✔ **Erfolgschancen:** ca. 25 bis 30 Prozent.
- ✔ **Risiko:** Gefahr von Mehrlingsschwangerschaften (Zwillingen oder Drillingen), erhöhte Fehlgeburtenrate (Grund: Künstlich hervorgerufene Schwangerschaften werden früher bemerkt als natürliche, das heißt, Fehlgeburten werden als solche auch wahrgenommen und seltener für Zwischenblutungen oder Ähnliches gehalten; höheres Alter der Patientinnen).

ICSI (Intrazytoplasmatische Spermieninjektion)
Bei der so genannten Mikroinjektion (seit 1993 in Deutschland durchgeführt) werden der Frau – wie bei der IVF – reife Eizellen entnommen und mit dem Sperma des Mannes zusammengebracht. Im Unterschied zur IVF »übernimmt« der Samen die Befruchtung jedoch nicht selbst. Jede einzelne Samenzelle wird mittels Mikropipette gezielt in die Eizelle injiziert und zwei bis drei Tage nach der Befruchtung werden zwei bis maximal drei Embryonen in den Uterus eingepflanzt.

- ✔ **Anwendungsbereich:** Wenige oder unbewegliche Spermien des Mannes.
- ✔ **Erfolgschancen:** ca. 25 bis 30 Prozent.
- ✔ **Risiko:** erhöhte Fehlgeburtenrate (siehe IVF); leicht erhöhtes Risiko von Fehlbildungen (liegt offenbar an dem Risikofaktor »Sterilität« und nicht an der ICSI-Methode).

MESA und TESE
Dabei werden Samen aus dem Nebenhoden oder Hoden gewonnen, falls im Ejakulat keine Samenzellen zu finden sind.

- ✔ **Anwendungsbereich:** Verschlossene Samenleiter, keine oder unbeweglichen Spermien in der Samenprobe.
- ✔ **Erfolgschancen:** 20 bis 25 Prozent, etwas geringer als bei UVF oder ICSI.
- ✔ **Risiko:** ähnlich wie bei IVF oder ICSI (siehe dort).

Nicht alles Machbare machen

Ein Paar, das sich unbedingt seinen Kinderwunsch erfüllen will, darf jedoch die Augen nicht vor den Grenzen der modernen Therapien verschließen. Es sollte sich auf jeden Fall gemeinsam mit den ethisch-moralischen Fragen auseinander setzen, die eine medizinisch unterstützte Befruchtung aufwirft. Bestimmte Aspekte werden hierbei heute durch das Embryonenschutzgesetz geregelt.

Die Grenzen der modernen Kinderwunschmedizin

»Bleib nicht auf ebnem Feld! Steig nicht so hoch hinaus!
Am schönsten sieht die Welt von halber Höhe aus.«
Friedrich Nietzsche

Ein Kind um jeden Preis« – »Medizinischer Machbarkeitswahn« – »Menschenzüchter« – »Babymacher«. Gepaart mit Berichten über die skurrilsten Ereignisse der menschlichen Reproduktion treten solche Medienschlagzeilen immer wieder auf: Da bekommen 60-Jährige durch Eizellspende und künstliche Befruchtung ihr erstes Kind. Frauen lassen sich von ihrer Mutter oder Schwester ihre Babys austragen, weil sie selbst keine Gebärmutter mehr haben. Sie geben ihre Eizellen, den Samen spendet der Ehemann. Scheidungspaare kämpfen vor Gericht um ihre tiefkühlkonservierten Embryonen.

Wo sind die Grenzen?

Die Diskussion um Fortpflanzungsmedizin, Schwangerschaft, Geschäft und Moral ist groß und wird äußerst kontrovers geführt. Beteiligt sind daran viele: Kirche, Staat, Ärzte, Philosophen, Soziologen, Juristen, Frauenrechtlerinnen, Journalisten – und nicht zuletzt (manchmal fast am Rande) die betroffenen Paare selbst. Das große Problem dabei: Es gibt viele Standpunkte, viele Meinungen, doch Einigkeit und klare Regelungen lassen sich in entscheidenden Punkten nur sehr schwer erzielen, vor allem wenn sie auch noch internationale Gültigkeit haben sollen.

Fragen der Ethik und Moral

Auch wenn sich große Fachkommissionen wie das Ethikkommitee des Internationalen Verbandes für Gynäkologie und Geburtshilfe um eine Klärung der ethischen Aspekte menschlicher Fortpflanzung bemühen, bleiben doch viele Fragen offen:

- ✔ Ist der »Präembryo« ein potenzieller Mensch oder nur eine Ansammlung undifferenzierter Zellen ohne Individualität und damit auch ohne moralisch-rechtlichen Status?
- ✔ Darf es erlaubt sein, Embryonen im Tiefkühlfach »aufzubewahren«, und wenn ja, wie lange? Was passiert, wenn die rechtmäßigen Eltern versterben oder ihre Kinder in spe ablehnen, weil sie sich beispielsweise getrennt haben?
- ✔ Die Samenspende wird in vielen Ländern als fortpflanzungsmedizinisches Verfahren angewendet, warum ist aber die Eizellspende zum Beispiel in Deutschland verboten? Und wie verhält es sich mit der Samenspende bei alleinstehenden Frauen oder einem lesbischen Paar?
- ✔ Ist es gestattet, ein Kind von einer Leihmutter austragen zu lassen, und wie lässt sich kommerzieller Missbrauch dann verhindern (zum Beispiel, dass arme, bedürftige Frauen die Kinder der Reichen bekommen)?
- ✔ Darf im Rahmen der Präimplantationsdiagnostik ein Embryo mit schweren Erbkrankheiten identifiziert und ausgesondert werden, das heißt also nicht in die Gebärmutter zurückgesetzt werden?

Diese brisanten Fragen stellen eine ungeheure Herausforderung dar – für die Gesellschaft, aber auch für jeden Einzelnen. Niemand darf sich vor diesem Thema verschließen, niemand sich der Verantwortung entziehen, denn mit der jetzt bereits praktizierten Fortpflanzungstechnologie und den Möglichkeiten, die sich daraus für die Zukunft ergeben, werden elementare Aspekte unseres Menschseins und unserer menschlichen Entwicklung berührt.

Wirklich zu allem bereit sein?

Unfruchtbare Paare müssen sich bei diesen Fragen zu Ethik und Moral besonders betroffen fühlen – und das in zweierlei Hinsicht: Zum einen sind sie häufig auf die reproduktionstechnischen Verfahren angewiesen, um sich den Wunsch nach einem eigenen Kind zu erfüllen. Zum anderen aber wissen sie, dass sie zu einem gewissen Teil die Grundlage dafür bieten, dass die Fruchtbarkeitsmedizin so rasant fortschreitet und immer neue Verfahren entwickelt werden, deren Auswirkungen sich jetzt noch gar nicht abschätzen lassen.

»Manche Paare mit Kinderwunsch sind zu allem bereit. Und wenn es hier nicht erlaubt ist, gehen sie eben ins Ausland«, so sagen Ärzte für Sterilitätsmedizin über einige ihrer Patienten. Und tatsächlich – irgendwo wird ein Paar mit dieser Einstellung sicher auch einen passenden Arzt für seinen drängenden Wunsch finden: einen, der vielleicht wirklich alles macht, was machbar ist. Doch damit verbunden ist unweigerlich die Frage, ob nicht möglicherweise Grenzen überschritten werden – auch Grenzen, die das eigene Leben und die Beziehung zum Partner betreffen. Und vor allem: ob ein solches Handeln auch später dem Kind gegenüber moralisch vertretbar ist.

Beispiel Samenspende

Schon die relativ gängige Methode der Samenspende kann dies verdeutlichen: Ein Paar entscheidet sich aufgrund einer Zeugungsunfähigkeit des Mannes zur einer heterologen Insemination (fremde Samenspende). Bereits im Vorfeld können widersprüchliche Gefühle und unbewusste Konflikte auftreten. Einerseits das Glück, ein – zumindest halbeigenes – Kind zu bekommen. Andererseits: Dieses Kind stammt von einem fremden Mann. Zu dem die Frau keinerlei Beziehung hat, von dem sie nichts weiß. Sie ist auf der einen Seite dankbar für die Möglichkeit, Schwangerschaft und Geburt an ihrem eigenen Körper zu erfahren. Auf der anderen Seite sträubt sie sich innerlich vielleicht gegen die unbekannte Spende, weil sich da ein Dritter auf unsichtbare Weise in ihr Leben drängt. Auch ihr Mann wird möglicherweise in eine Konfliktsituation geraten. Er wünscht sich zwar auch so sehr ein Kind und möchte seiner Frau diesen Wunsch ermöglichen, doch vielleicht quält ihn das Versagensgefühl umso mehr, seit ein anderer Mann ihm die »Aufgabe« der Zeugung abgenommen hat. In ihrem Bauch wird Leben heranwachsen, das nicht sein Erbgut trägt. Das Kind wird möglicherweise ganz anders aussehen, ganz anders im Wesen sein. Und dann: Irgendwann stehen die beiden vor der Aufgabe, ihrem Sohn oder ihrer Tochter die Wahrheit zu sagen. Wie wird diese wohl aufgenommen? Beginnt dann vielleicht die Suche nach dem leiblichen Vater?

Um diese Fragen ausführlich zu besprechen und eine verantwortungsvolle Entscheidung zu treffen, braucht das Paar Zeit. Dafür muss es den sehnlichen Wunsch nach dem Baby zurückdrängen, das Für und Wider seines Tuns abwägen und die möglichen Konsequenzen daraus sorgfältig betrachten. Dann kann es viel überzeugter gemeinsam den Weg gehen und muss keine Angst davor haben, dass später Zweifel aufkommen, welche die Partnerschaft und das Leben mit dem Kind überschatten.

Was das Embryonenschutzgesetz regelt

Am 1. Januar 1991 trat in Deutschland das Embryonenschutzgesetz in Kraft. Es regelt, wer zu welchem Zweck und wie mit Embryonen umgehen darf. Die wichtigsten Bestimmungen:

- ✔ Befruchtungstechniken wie die In-vitro-Fertilisation dürfen nur von ausgebildeten und dafür qualifizierten Ärzten vorgenommen werden.
- ✔ Es dürfen im Rahmen einer IVF-Behandlung nicht mehr als drei Eizellen befruchtet und übertragen werden.
- ✔ Die Hinzuziehung Dritter durch Eizellspende ist bei diesen und anderen Methoden der künstlichen Befruchtung verboten.

- ✔ Ebenfalls untersagt ist die Leihmutterschaft.
- ✔ Eine Kryokonservierung (das Einfrieren) der befruchteten Eizellen ist nur im Stadium der Vorkerne zulässig. Eine Konservierung von Embryonen ist verboten.
- ✔ An Embryonen dürfen keine Maßnahmen vorgenommen werden, die nicht unmittelbar dem Wohl des Kindes dienen, das heißt, jegliche Experimente zu Forschungszwecken sowie diePräimplantationsdiagnostik sind untersagt.
- ✔ Auch darf kein kommerzieller Nutzen aus Embryonen gezogen werden. Ihre Entwicklung darf ausschließlich zur Herbeiführung einer Schwangerschaft erfolgen.

Was kostet eine Kinderwunschbehandlung im Durchschnitt?

- ✔ Die reinen ärztlichen Kosten pro Behandlungszyklus betragen für Methoden wie IVF oder ICSI 1000 bis 1500 Euro. Inseminationen sind günstiger, die Kosten belaufen sich auf 100 bis 150 Euro. Medikamente müssen Sie extra zahlen.
- ✔ Ungewollte Kinderlosigkeit ist als Krankheit anerkannt und ihre Behandlung wird deshalb teilweise von den Kassen gezahlt. Voraussetzung: Das Paar ist verheiratet, die Frau zwischen 25 und 40, der Mann zwischen 25 bis 50 Jahre alt, und der Arzt bescheinigt beiden Aussicht auf Erfolg.
- ✔ Die Gesundheitsreform vom 1. Januar 2004 hat in punkto Kostenübernahme bei unerfülltem Kinderwunsch zu radikalen Änderungen geführt: Sie als »Patient« müssen sich jetzt zur Hälfte an den Behandlungs- und Medikamentenkosten beteiligen. Das heißt, die Krankenkassen zahlen (50 Prozent von) acht Inseminationen ohne Hormonstimulation, drei Inseminationen mit vorheriger Hormonbehandlung sowie drei IVF- oder ICSI-Versuche. Danach besteht kein weiterer Anspruch auf Kassenzahlung.
- ✔ Wenn Sie überzählige Eizellen für einen nächsten IVF- oder ICSI-Versuch einfrieren lassen, müssen Sie für die Kryokonservierung ca. 500 Euro zahlen. Die Kassen erstatten nichts.

Körper und Seele als Einheit

Die moderne Kinderwunschmedizin weist eine hohe Erfolgsrate auf. Man darf allerdings nicht vergessen, dass die Behandlung auch eine sehr starke psychische Belastung für das Paar darstellt – vor allem, wenn es nicht beim ersten Mal klappt. Kinderwunschpaare sollten daher unbedingt nicht nur körperlich, sondern auch seelisch betreut werden.

Warum die ganzheitliche Betreuung so wichtig ist

»Lauschende Wolke über dem Wald.
Wie wir sie lieben lernten,
seit wir wissen, wie wunderbald
sie als weckender Regen prallt
an die träumenden Ernten.«

Rainer Maria Rilke

Auch wenn die Erfolgszahlen der Fruchtbarkeitstechniken – wie erwähnt – heute schon sehr gut sind und sogar der Schwangerschaftsrate unter natürlichen Bedingungen entsprechen, so gibt es trotzdem gravierende Unterschiede zur natürlichen Fortpflanzung. Etwas plakativ ausgedrückt: Die Natur arbeitet viel mehr mit Lust, die Medizin arbeitet viel mehr mit Frust. Die Paare knüpfen zwar große Hoffnungen an die modernen medizinischen Möglichkeiten und sind dankbar, dass sich damit die Chancen auf ein eigenes Baby erhöhen. Gleichwohl bekommen sie im Verlauf der Behandlungen mehr als deutlich zu spüren, dass es sich bei den Maßnahmen um kalte Technik handelt, die mit viel Aufwand verbunden ist und mit starken Belastungen einhergeht – vor allem mit Belastungen für die Seele.

Nicht nur der Körper darf behandelt werden

Wie lässt sich diese Belastung verringern, wie kann die Seele gewärmt werden? Von großer Bedeutung ist das ausführliche Gespräch, das Sie gleich zu Anfang mit dem Arzt Ihres Vertrauens führen sollten. Dieses darf sich jedoch nicht nur um die Funktionen des Unterleibs drehen, sondern muss im Rahmen einer ganzheitlichen Betrachtung alle Faktoren berücksichtigen, die für Sie als Paar und für Ihren Kinderwunsch wichtig sind. Weitere Gespräche kann der behandelnde Arzt selbst führen, es gibt allerdings in vielen Zentren für Fortpflanzungsmedizin auch Anlaufstellen für eine psychotherapeutische oder psychologische Beratung, die sich speziell der seelischen Belange der Paare annehmen. Entscheidend ist, dass der beratende Arzt psychosomatisch und psychotherapeutisch geschult ist und besondere Erfahrung im Umgang mit Kinderwunschpaaren besitzt. Nur so kann er auch wirklich verstehen, welche Sorgen und Nöte eine Unfruchtbarkeit mit sich bringt und welche seelischen Probleme zugrunde liegen.

Vor allem während der Kinderwunschtherapie ist es wichtig, dass Sie möglichst gelassen bleiben, sich auch einmal Pausen gönnen und den Kopf für anderes freihalten: die Partnerschaft, den Job, Freunde, Hobbys. Denn in den seltensten Fällen klappt es gleich beim ersten Behandlungsversuch, sondern oft sind zahlreiche Therapiezyklen nötig. Das bedeutet für Sie unter Umständen größere psychische und physische Belastungen und allein deshalb benötigt der Körper zwischendurch Ruhe und die Seele viel Kraft.

Fragen, die wichtig sind

Genauso wie zum Erstgespräch und zur Sterilitätsdiagnostik sollten Sie als Paar auch zur psychologischen Beratung stets gemeinsam kommen. Leider zögern aber immer noch zu viele, diese wichtige Hilfe in Anspruch zu nehmen, obwohl sie jetzt zunehmend angeboten wird und jeder weiß, dass der Erfolg einer Behandlung ganz entscheidend vom psychischen Klima abhängt. Oder es sind nur die Frauen, die sich öffnen und den Schmerz von der Seele reden, ihre Männer bleiben lieber fern und gehen dem Gespräch aus dem Weg. Die Gründe dafür sind bei vielen Paaren ähnlich: Oft ist es die Angst, mit einer psychologischen Betreuung in eine besondere »Schublade« gesteckt zu werden und in den Bereich der seelischen Abnormität zu geraten. »Schließlich sind wir doch nicht verrückt, wir wollen ja nur ein Kind«, hört man öfter in den Wartezimmern. Oder das Paar hat mit den Untersuchungen, Spritzen, Medikamentengaben und Eingriffen schon so viel körperliche Strapazen hinter sich, dass es nicht auch noch seine Seele »zerlegen« lassen möchte.

Seien Sie offen gegenüber psychologischer Unterstützung. Oft ist der Frauenarzt der richtige Ansprechpartner für Sie, eine Beratung kann aber auch zusätzlich durch einen Psychosomatiker oder Psychotherapeuten erfolgen. Sie sollten hier durchaus anspruchsvoll sein und eine Vertrauensperson suchen, die wirklich zu Ihnen passt. Wichtig ist, dass ein Vertrauensverhältnis zwischen Ihnen und dem Therapeuten entsteht und dass Sie sich wirklich öffnen können.

Meist ist es aber die Angst, dass Probleme zutage gefördert werden könnten, die man lieber nicht anrühren will, weil sie vielleicht sehr weh tun und tief in der eigenen Persönlichkeit, im Denken und Fühlen verwurzelt sind. Genau an dem Punkt ist es aber so wichtig, nicht stehen zu bleiben und sich zu sperren, sondern die Hilfe anzunehmen, denn hier könnten sich auch manche tiefen Ursachen für die Unfruchtbarkeit verbergen.

Um diesen auf die Spur zu kommen und den seelischen Knoten, der möglicherweise das Wunschkind verhindert, zu sprengen, muss der Arzt oder Psychologe Fragen stellen, die Ihnen sehr nahe gehen und zunächst vielleicht auch Konflikte herbeiführen. Zum Beispiel:

- ✔ Wie groß ist der Kinderwunsch und beherrscht er bereits Ihr gesamtes Leben?
- ✔ Ist der Wunsch bei Ihnen oder bei Ihrem Partner stärker ausgeprägt und wer leidet mehr unter der Kinderlosigkeit?
- ✔ Sind Sie ein Mensch, der im Leben immer Erfolg haben will und bei dem alles perfekt laufen muss?

- ✔ Welche Ängste haben Sie? Wie empfinden Sie die Kinderwunschbehandlung?
- ✔ Wo liegen für Sie die Grenzen?
- ✔ Was tun Sie, wenn es nicht klappt?
- ✔ Ist Adoption für Sie eine Alternative?
- ✔ Wie könnte für Sie ein Leben ohne Kind aussehen?

Loslassen, aber nicht aufgeben

Diese Fragen sollten möglichst zu einem frühen Zeitpunkt aufgeworfen werden – am besten gleich beim Vorstellungsgespräch – und nicht erst, wenn vielleicht schon viele Fehlschläge hingenommen werden mussten und das Paar bereits extrem belastet und verkrampft ist. Denn dann besteht die Gefahr, dass sich die Konflikte auftürmen und zu einem unüberwindlichen Berg werden, an dem alle Behandlungsversuche scheitern und schließlich vielleicht sogar die Partnerschaft zerbricht.

Es ist meist sehr hilfreich, wenn die psychische Unterstützung während der gesamten Behandlungszeit gesichert ist. Der Arzt oder Psychologe kann das Paar durch die Therapie begleiten und sehen, in welcher Seelenlage es sich befindet und ob möglicherweise Probleme auftauchen. Er erkennt, wie groß die Vorbelastungen sind, zum Beispiel weil das Paar schon lange warten musste und bereits so viel probiert hat. Dann wird er behutsam versuchen, die beiden auf ein normales Maß zurück-

> Die Kinderwunschbehandlung sollte sich nicht zu einem »starren« Programm entwickeln, von dem das Paar gefangen genommen wird. Es ist immer wieder sinnvoll, Pausen in der Behandlung zuzulassen, um Abstand zu gewinnen und wieder zu sich selbst zu finden. Nehmen Sie unbedingt gelegentlich »Urlaub« vom Kinderwunsch und genießen Sie das Leben zu zweit. Dies kann auch helfen, Perspektiven zu finden für den Fall, dass sich der Kinderwunsch nicht erfüllen lässt.

zuführen und ihnen zu vermitteln, dass sie loslassen, aber nicht aufgeben sollen. Dazu sollte er dem Paar Anleitungen und Übungen geben und darauf achten, dass sich der Kinderwunsch nicht zu sehr auf die intellektuelle Ebene verlagert.

Und selbst wenn es um keine besondere psychische Problematik geht: Sehr oft kann ein psychischer Beistand helfen, um jemanden zu haben, der sich Zeit nimmt, der Ihnen zuhört und dem Sie sich anvertrauen können. Die Erfahrung zeigt, dass die Paare immer mehr und mehr entspannen, je größer ihr Vertrauen in die Situation und die Personen wird, die sie durch die Kinderwunschbehandlung begleiten. Und dann, so sagen die Fortpflanzungsmediziner einstimmig, klappt es auch oft.

Kinderwunschpaare brauchen Pausen

Wenn sich ein Paar dafür entscheidet, sich einem Spezialisten anzuvertrauen, kann dies zunächst einmal eine große Erleichterung sein. Endlich passiert etwas, man ist nicht mehr alleine mit dem Kummer, dass das Schwangerwerden solche Mühe bereitet. Die Zuversicht kehrt zurück, denn mit der medizinischen Hilfe wird es schon klappen und das Baby sicher nicht mehr lange auf sich warten lassen. So denken die meisten und nehmen mehr oder weniger gerne alle Behandlungen auf sich, die der Arzt jetzt verordnet.

In vielen Fällen lässt das Baby aber leider doch auf sich warten – trotz allen ärztlichen Bemühens und all der Technik. Und dann gerät das Paar häufig in eine ganz ähnliche Situation wie vor der Behandlung. Die lockere, hoffnungsfrohe Haltung schwindet von Mal zu Mal, wieder dreht sich alles um den Zyklus. Es zählen nur die Monate, in denen eine erneute Behandlung unternommen wird. Und dann die maßlose Enttäuschung, wenn alles umsonst war und die Periode wieder einsetzt.

Nach zwei bis drei Jahren sind bei vielen Paaren die Grenzen der Belastung erreicht, die Kräfte erschöpft. Die Fähigkeit, ganz »normale« Menschen mit einem ganz normalen Alltag zu sein, haben sie schon lange verloren, und manchmal ist durch die vielen Frustrationen und Ohnmachtsgefühle auch zwischen den Partnern ein tiefer Graben entstanden. Trotz des Widerstands, den sie verspüren, trotz der inneren Stimme, die zum Einhalten mahnt, halten aber vor allem die Frauen oft verbissen an dem Wunsch fest und zwingen sich zu immer neuen Behandlungen. Nur nicht aufhören, nur nicht dem Gedanken Raum geben, dass es möglicherweise nicht funktioniert und für immer vorbei ist.

Wenn die Kinderwunschbehandlung zur Sucht wird

Es kann so weit gehen, dass sich daraus eine Sucht entwickelt, sagen die Experten. Die Paare werden also regelrecht abhängig von der Kinderwunschmedizin und die Behandlungsmaßnahmen wirken wie Drogen auf sie. Besonders stark ist das beim Embryotransfer der Fall, der im Rahmen der Reagenzglas-Befruchtung stattfindet. Viele Paare empfinden das so, als hätten sie jetzt bereits schon ihre eigenen Kinder. »Es muss ja bloß noch klappen«, sagen sie, erkennen in dem Moment aber nicht, dass genau da das Problem liegt. Wenn nun 14 Tage später die Monatsblutung einsetzt, sucht das Paar ganz schnell wieder die Nähe zum Erfolg, zum Embryotransfer.

Abstand nehmen – manchmal die beste Therapie

Wenn Paare sich lange durch die Mühlen der Sterilitätsmedizin haben drehen lassen und vielleicht gar an einem Punkt wie der »Sucht« angekommen sind, hilft nur noch eines: dringend eine Pause einlegen, heraus kommen aus der Behandlungsspirale und wieder Nähe zu sich selbst und zu seinem Partner finden.

Nicht selten sind es die Männer, die den ersten Schritt in diese Richtung machen, manchmal muss aber auch der behandelnde Arzt oder ein psychologischer Berater die Therapiepause verordnen. Zunächst erscheint es ungeheuer schwer, das Paar muss sich richtig zwingen, nicht ans Wunschkind und an die medizinischen Techniken zu dessen Erfüllung zu denken. Doch wird für viele Paare deutlich, wie heilsam diese Entscheidung ist und wie positiv sich die Ruhe auf Körper und Seele auswirkt. Oft normalisiert sich bei der Frau der Zyklus, die mit Hormonen behandelten Eierstöcke erholen sich langsam, die Spannung im Unterleib löst sich nach und nach. Ganz allmählich kehrt bei den Partnern das Selbstwertgefühl zurück, sie können wieder offen miteinander reden, wieder Lust beim Sex empfinden, ohne fortwährend das imaginäre Kind zwischen sich zu spüren. Oft dauert es eine Zeit, bis sich Kopf, Körper und Seele umgestellt haben, bis die Lockerung eintritt. Doch mit jedem Tag, den das Paar als Ruhepause nutzt, wird dieses Bewusstsein ein wenig stärker, wächst die Kraft für neue Erlebnisbereiche.

Kinderwunschmedizin ist ein Segen für Paare, die Jahre vergeblich auf Nachwuchs warten. Doch sie birgt auch Gefahren, wenn nicht das richtige Maß gefunden wird. Es gibt Phasen, in denen Pausen unbedingt nötig sind, damit sich das Paar nicht in den Therapieprogrammen verliert und seelischen Schaden nimmt.

Viele Kinderwunschpaare berichten aus der Zeit der Behandlungspause, dass sie richtig spüren konnten, wie sich nach und nach die seelische Umklammerung löste, wie sie auf einmal wieder Dinge um sich herum wahrnahmen, für die sie vorher keinen Blick mehr hatten. Wie sie auch an sich selbst Neues entdeckten: Manche entwickelten besondere kreative Kräfte, die sie in interessanten Freizeitgestaltungen, aber auch in beruflichen Aufgaben umsetzten. Nach und nach eroberten sie sich ihr Leben zurück, konnten wieder unbeschwert, gelassen und ausgeglichen sein. In solch einer Phase vollzieht sich dann oft auch eine Wende in Sachen Kinderwunsch: Es ist eben wirklich ein Wunsch, ein zuversichtliches Hoffen und Erwarten, das die Seele erfüllt, nicht aber ein Müssen und verkrampftes Herbeizwingen – das können günstige Voraussetzungen dafür sein, dass eine nächste Behandlung dann zum Erfolg führt.

Stärkung durch die Natur

Kinderwunschmedizin muss nicht immer mit aufwändiger Technik und Medikamenten einhergehen. Manchmal sind auch altbewährte, schonende – und vor allem nebenwirkungsarme – Naturheilverfahren sehr wirksam oder sie können zumindest die schulmedizinischen Behandlungen begleiten und dazu beitragen, dass sich der Körper von den Eingriffen besser erholt.

Ein Kind durch »sanfte« Heilmethoden

»Dass das weiche Wasser
in Bewegung
Mit der Zeit
den mächtigen Stein besiegt.
Du verstehst, das Harte
unterliegt.«
Laotse/Bertolt Brecht

Die meisten Naturtherapien zielen darauf ab, die Selbstheilungskräfte zu aktivieren und die Harmonie im Körper wieder herzustellen. Vor allem bei hormonellen Problemen – einer häufigen Ursache, wenn das Wunschkind nicht kommen möchte – können die naturheilkundlichen Methoden eine gute Wirkung entfalten und das Problem sozusagen bei der Wurzel packen. Aber auch, wenn zum Beispiel häufige Unterleibsbeschwerden auftreten und die Frau unter schmerzhaften Verspannungen leidet, können Naturheilverfahren hervorragend geeignet sein, die Beschwerden zu lindern und die körpereigenen Abwehrkräfte zu stärken.

Alternative Kinderwunschbehandlungen

Welche alternativen Therapien helfen besonders gut bei Problemen mit der Fruchtbarkeit? Es gibt verschiedene Verfahren – Naturheilkunde, Homöopathie, asiatische Heilweisen –, die einander ergänzen und auch in Kombination angewendet werden können.

Ideal ist eine richtige Kur, denn dort gibt es neben den täglichen Behandlungen auch psychologische Beratung und Anleitungen für eine gesunde, ausgeglichene Lebensweise.

Heilende Pflanzen

Mutter Natur hält viele Pflanzen bereit, die eine ausgleichende Wirkung auf den Hormonstoffwechsel haben, die Durchblutung in den weiblichen Geschlechtsorganen anregen und bei Unterleibsbeschwerden eine lindernde Wirkung entfalten.

- ✔ **Für das hormonelle Gleichgewicht:** Schwarze Johannisbeere, Frauenmantel, Himbeerblätter
- ✔ **Um die Durchblutung im Becken zu verbessern:** Rosmarin, Knoblauch, Hamamelis, Rosskastanie, Gartenraute
- ✔ **Zur Reinigung und Anregung der Nieren:** Schafgarbe, Löwenzahn, Brennnessel, Schachtelhalm
- ✔ **Um den Stoffwechsel der Leber zu unterstützen:** Löwenzahn, Mariendistelsamen, Artischocke
- ✔ **Bei verstärkter oder verlängerter Menstruationsblutung:** Hirtentäschel, Schafgarbe, Schachtelhalm, Zimt, Zypresse
- ✔ **Bei Schmerzen und Krämpfen:** Schafgarbe, Frauenmantel, Gänsefingerkraut, Kamille, Süßholzwurzel

Die Heilkräuter können als Tee zubereitet werden, Sie erhalten Sie aber auch als Tropfen oder Tinkturen in der Apotheke.

Wasser, Wärme und Moor

Schon seit Jahrhunderten ist die heilende Wirkung von Wasser, Wärme und Naturstoffen wie Moor oder Sole bekannt. Jeder weiß, wie entspannend ein wohlig warmes Wannenbad ist. Dieser Effekt kann durch gezielte Anwendungen wie warme oder kalte Güsse, Wechselduschen, Bäder mit Moor- oder Solezusatz, Fango- oder Moorpackungen noch verstärkt werden.

Ideal für Frauen: Moor

Vor allem das Moor zählt zu den effektivsten Naturheilstoffen bei Frauenleiden und Problemen mit der Fruchtbarkeit: Die schwarze erdige Substanz entsteht aus Bäumen, Sträuchern und anderen Pflanzen, die vor Jahrtausenden untergegangen sind. In ihr sind unzählige wertvolle Stoffe gelöst. Moor ist mineralstoffreich, enthält aber auch organische Verbindungen wie Zellulosen, Huminsäuren und Stoffe, die dem weiblichen Geschlechtshormon Östrogen verwandt sind. Offenbar sind es diese Stoffe, die das Moor für die Behandlung gynäkologischer Krankheiten so geeignet machen.

> Die im Moor enthaltenen Huminsäuren stärken den Säureschutzmantel von Haut und Schleimhäuten, so dass Krankheitserreger besser abgewehrt werden können.

In einem Moorbad verteilt sich die Wärme gleichmäßig über den ganzen Körper. Diese Wärme wirkt entspannend, die Muskeln entkrampfen sich, Schmerzen und Verspannungen weichen, es breitet sich Ruhe und Gelöstheit im Organismus aus. Die Körperkerntemperatur kann bis zu ca. 1°C ansteigen – so werden die Stoffwechselprozesse in Gang gebracht. Die Durchblutung verbessert sich, die Funktionen des Nerven- und Hormonsystems werden aktiviert, die Leistung der Körperabwehr wird gesteigert.

Homöopathika

Vielen Frauen mit Kinderwunsch kann durch eine homöopathische Behandlung geholfen werden. Einige Studien konnten inzwischen die Wirksamkeit der kleinen Kügelchen, Globuli genannt, bei verschiedenen Störungen der Fruchtbarkeit belegen. Das Prinzip der Homöopathie beruht darauf, die aus dem Gleichgewicht geratenen Körperfunktionen wieder zu harmonisieren. Dazu werden Stoffe pflanzlichen, tierischen oder mineralischen Ursprungs in extremer Verdünnung – hierbei wird von Potenzierung gesprochen – verabreicht.

Um den passenden Wirkstoff und die richtige Potenzierung zu finden, muss der Homöopath ein oder mehrere ausführliche

Kuren speziell für Frauen

Die meisten Behandlungen sind noch viel wirkungsvoller, wenn sie im Rahmen einer Kur durchgeführt werden. Vor allem bei speziellen gynäkologischen Problemen, nach häufigen Operationen, als alleinige oder ergänzende Behandlung einer Unfruchtbarkeit sind die Kuranwendungen von großem Nutzen. Sie folgen einem ganzheitlichen Konzept und beruhen auf dem uralten Wissen um die Einheit von Körper, Geist und Seele.
Die Therapieprogramme, die in den Frauenkuren angeboten werden, sind umfassend und bieten zahlreiche Anwendungen aus der klassischen Naturheilkunde und Physiotherapie: Behandlungen mit Thermalwasser, Solewasser und Moor, kneippsche Anwendungen, Atemtherapie, Massageformen, Krankengymnastik, Ernährungstherapie, Heilfasten, Bewegungstherapie, Pflanzentherapie, traditionelle chinesische Medizin mit Akupunktur und vieles mehr.
In Deutschland werden diese speziellen Frauenkuren in 24 Heilbädern angeboten.

Gespräche mit seiner Patientin führen und zahlreiche, zum Teil auch unwichtig erscheinende Details zu ihrer Krankenvorgeschichte und ihren Lebensgewohnheiten registrieren und in die Behandlungsstrategie mit einbeziehen.

Akupunktur

Diese Heilkunst stammt aus China und hat eine über 3000 Jahre alte Tradition. Sie geht davon aus, dass Organe erkranken, wenn der Energiefluss im Körper nicht mehr einwandfrei funktioniert. Um ihn wieder herzustellen, werden Nadeln an genau festgelegten Punkten vorsichtig in die Haut gestochen. Diese Punkte liegen auf den zwölf so genannten Meridianen, den Energieleitbahnen des Körpers. Die feinen Nadelstiche stimulieren über diese Meridiane die verschiedenen inneren Organe, lösen Blockaden und setzen neue Energien frei. Dieser Effekt kann auch genützt werden, um schmerzhafte Verkrampfungen im Unterleib zu lösen und einen gestörten Hormonstoffwechsel wieder auszubalancieren. Es gibt einige gute Hinweise, dass Akupunktur die Kinderwunschbehandlung positiv unterstützen kann.

Entspannung, Bewegung, Harmonisierung

Es gibt viele spezielle Bewegungs- und Entspannungsübungen, die ermöglichen, Stress abzubauen, seelische und körperliche Ruhe zu finden und das innere Gleichgewicht wieder herzustellen. Vor allem aus der fernöstlichen Medizin stammen Bewegungs- und Entspannungstherapien, die Körper und Geist zur Harmonie (zurück)führen wie beispielsweise Qi Gong, Tai Chi, Chuan, Shiatsu und Yoga. Auch autogenes Training und Meditationsübungen wie zum Beispiel die neue FertiRelax-Methode (siehe dazu das Kapitel »FertiRelax: entspannt zum Wunschkind«, Seite 138 ff.) sind hervorragend geeignet, die Seele zu beruhigen und eigene Körperenergien wieder zu wecken und für sich zu nutzen.

Die meisten dieser Techniken lassen sich gut selbst erlernen. Man kann aber auch Kurse besuchen, die zum Beispiel von Volkshochschulen oder Gesundheitszentren angeboten werden. Körperübungen wie Qi Gong oder Yoga zu erlernen, ist in einer Gruppe oft effektiver und macht gemeinsam mit anderen meist auch viel mehr Spaß.

Bei dieser Fülle an Möglichkeiten kann es manchmal schwer sein, zu entscheiden, was richtig und was geeignet ist. Nehmen Sie sich Zeit für diese Entscheidung und befragen Sie Ihr Inneres: Wo fühle ich mich wohl? Was tut mir gut? Was gibt mir Mut und Kraft? Was stärkt unsere Beziehung?

FertiRelax: entspannt zum Wunschkind

Damit ein Kind entstehen kann, muss auch die Seele dafür bereit sein. Entspannung und Vertrauen in die eigenen Kräfte sind die Voraussetzungen. FertiRelax ist eine ideale Methode, um diese »Wunschkindentspannung« zu erreichen. Die FertiRelax-Übungen helfen Ihnen, den Weg zu innerer Harmonie und tiefe Ruhe zu finden und so Körper und Seele auf Ihr Wunschkind einzustimmen.

Wie Sie Körper und Seele richtig »einstimmen«

»Die Meditation verwandelt den Glauben in eine gelebte Realität. Nutze ihre Macht, wenn du dein Leben verändern willst.«

Tibetische Weisheit

Wie wichtig es ist, auch der Seele während der Kinderwunschbehandlung Raum zu geben, haben Sie schon in den vorigen Kapiteln erfahren. Entspannen, Loslassen, Vertrauen auf die eigenen Kräfte – das ist die emotionale Grundhaltung, die Kinderwunschpaare einnehmen sollten und die es ihnen erleichtert, die oft großen Belastungen der Sterilitätstherapie zu bewältigen.

FertiRelax ist eine ganz neue Methode, die Ihnen dabei helfen will, während der Therapie Ihr inneres Gleichgewicht zu bewahren und positive Energien in Ihrem Körper und in Ihrer Seele zu aktivieren. Der Begriff FertiRelax setzt sich aus den beiden Worten »Fertilität« = Fruchtbarkeit und »Relaxation« = Loslassen, Entspannung zusammen.

FertiRelax – den eigenen Körper wahrnehmen

Unser tägliches Leben mit seiner Rastlosigkeit und der Flut von Terminen und Außenreizen macht es uns oft schwer, abzuschalten, die Seele baumeln zu lassen und auch einmal nach innen zu schauen, um den eigenen Körper, die eigenen Gefühle bewusst wahrzunehmen. Für das emotionale Gleichgewicht, für Gesundheit und Wohlbefinden ist es aber außerordentlich wichtig, diese »innere Stimme« zu hören und darauf zu achten, was sie uns mitteilt. Gerade in Zeiten größerer körperlicher und seelischer Belastung – also auch während einer Kinderwunschbehandlung – ist dies von besonderer Bedeutung, um Stress und Anspannung zu vermindern, vielleicht auch ganz aufzulösen und um die Energien des Körpers nicht zu blockieren.

Mit der diesem Buch beiliegenden CD verfügen Sie über eine besondere Entspannungstechnik, die speziell auf die Kinderwunschbehandlung zugeschnitten ist und Sie in den einzelnen Phasen wirkungsvoll begleiten kann.

Die FertiRelax-CD

Erfahren Sie, wie wohltuend es ist, die eigene Schwere wahrzunehmen, den regelmäßigen Schlag des eigenen Herzens, die strömende Atmung – und spüren Sie, wie sich durch diese Tiefenentspannung schon nach kurzer Zeit Erholung und Erfrischung einstellen. Der Abschnitt 1 Ihrer FertiRelax-CD begleitet Sie schrittweise bei dieser Entspannungsübung.

Am besten verwenden Sie leichte Kopfhörer mit einem langen Kabel zum CD-Gerät, damit Sie sich richtig entspannen können. Suchen Sie sich einen ruhigen Raum, in dem Sie nicht gestört werden, und legen Sie sich bequem auf den Rücken. Wenn Sie wollen, können Sie sich ein flaches Kissen in den Nacken, eventuell auch eines in die Kniekehlen legen. Schalten Sie dann den Abschnitt 1 der FertiRelax-CD ein, wählen Sie eine angenehme Lautstärke und nehmen Sie sich Zeit – Zeit für sich!

FertiRelax – fühlen, wie neues Leben entsteht

Wenn ein neuer Mensch seine faszinierende Reise ins Leben antritt, durchläuft er – wie Sie im Kapitel »Das Wunder werdenden Lebens« (siehe Seite 10 ff.) bereits erfahren haben – ganz bestimmte Phasen: Da ist zunächst die Eizelle, die im Eierstock der Frau heranreift und dann zum Zeitpunkt der Ovulation freigesetzt wird; die Begegnung mit dem Spermium, das zur Befruchtung auserkoren ist, und die Verschmelzung der Erbanlagen von Vater und Mutter; die Zellteilung der befruchteten Eizelle und ihre Wanderung durch den Eileiter; die Einnistung und Reifung des Embryos in der Gebärmutter, die er nach neun Monaten – am Tag seiner Geburt – als fertiges Menschenkind verlässt.

Normalerweise verlaufen viele dieser einzelnen Phasen ohne bewusste Wahrnehmung. Dennoch machen die meisten Frauen eine Reihe von Beobachtungen, die direkt oder indirekt mit den verschiedenen körperlichen Abläufen zusammenhängen. Vielleicht ein Ziehen in den Eierstöcken oder ein Brustspannen, eventuell eine Änderung des Appetits oder auch eine Veränderung der Stimmung, ein intensiveres Bedürfnis nach Zärtlichkeit oder einfach mehr Lust auf den Partner – viele Frauen kennen diese Signale, die ihnen ihr Körper mehr oder weniger deutlich gibt und die helfen können, mit den körperlichen Prozessen bei der Entstehung des Lebens in Einklang zu gehen.

Von der Anspannung zur Wunschkindentspannung

Da sich die Medizin bei einer Kinderwunschbehandlung ein Stück weit des Körpers bemächtigt und ihn in feste Programme und Therapieschemata zwängt, kann es schwierig werden, die wichtige Verbindung zwischen Körper und Seele aufrechtzuerhalten und die Signale aus dem Inneren zu empfangen. Die hormonelle Stimulation der Eierstöcke, die Inseminationsbehandlung, die Punktion von Eizellen für die Befruchtung im Reagenzglas und der Transfer der Embryonen in die Gebärmutter – all diese Prozesse der assistierten Fortpflanzung werden von den Paaren nicht als besonders angenehm erlebt. Dadurch kann sich eine Anspannung aufbauen, die den ohnehin oftmals anstrengenden Ablauf der Kinderwunschbehandlung weiter erschwert und manchmal den Erfolg der Therapie beeinträchtigt.

Unsere inneren Kräfte können jedoch helfen, diese Spannung aufzulösen und ins Positive zu wandeln. Auch in schwierigen Situationen ist es möglich, diese positive Energie in uns zu mobilisieren, den Körper und die Prozesse, die in ihm ablaufen, zu bejahen. In umfangreichen Vorarbeiten bei der Begleitung von Paaren mit unerfülltem Kinderwunsch wurde das FertiRelax-Verfahren entwickelt, um dieses zu ermöglichen.

Mit der speziellen »Wunschkind-Entspannung« gelingt es, die Körper-Seele-Verbindung während der Behandlung auf optimale Weise herzustellen. Alles was Sie dazu brauchen, ist ein geschützter Ort, Ruhe und etwas Zeit – täglich etwa eine halbe Stunde sollten Sie sich gönnen …

FertiRelax – innere Harmonie durch Tiefenentspannung

Sie kennen mittlerweile die verschiedenen Phasen der Kinderwunschbehandlung – Ihre betreuenden Ärzte haben mit Ihnen über Eireifung, Eisprung, Befruchtung, eventuell auch über Eizellpunktion und Embryotransfer gesprochen. Alles wurde genau auf Ihre besondere Situation abgestimmt und Sie wissen, dass die verschiedenen Phasen in unterschiedlicher Weise medikamentös unterstützt und diagnostisch überwacht werden. Ihre FertiRelax-CD erlaubt Ihnen, diese unterschiedlichen Phasen – einschließlich der manchmal unvermeidlichen Beschwerden – innerlich entspannt wahrzunehmen und anzunehmen. Damit erhält Ihr Körper Unterstützung durch die positiven Energien Ihrer Seele.

Sie sollten sich zunächst etwas Zeit für die allgemeine Entspannung nehmen und vielleicht schon vor dem eigentlichen Therapiezyklus ein wenig Erfahrung mit der Technik der Tiefenentspannung sammeln. Während der Kinderwunschtherapie ist es dann am besten, wenn Sie sich täglich einmal oder noch besser zweimal Zeit nehmen können, um mit Hilfe der entsprechenden CD-Sequenz in Einklang mit den körperlichen Vorgängen während dieser Phase zu kommen.

Regelmäßig entspannen

Besonders wichtig ist die regelmäßige Anwendung der FertiRelax-Methode während der »aktiveren« Phasen, zum Beispiel der Insemination, der Follikelpunktion und des Embryotransfers. Am besten ist es, wenn Sie Ihre FertiRelax-CD in das Kinderwunschzentrum mitnehmen und unmittelbar zu diesen Eingriffen – zum Beispiel mit einem Diskman und Kopfhörern – anhören. Ihr betreuendes Team hilft Ihnen bestimmt, hier die entsprechenden technischen Vorbereitungen zu treffen.

Wichtiger Hinweis: Normalerweise dauern die Übungen der Wunschkind-Entspannung in der Praxis ungefähr 20 Minuten. Aufgrund technischer Gegebenheiten bitten wir Sie um Verständnis, dass die Übungen auf der CD deutlich kürzer sind und jeweils nur etwa sechs Minuten betragen. Wenn Ihre persönliche Entspannungsübung zur jeweiligen Zyklusphase nach dieser Zeit abgelaufen ist, sollten Sie nicht gleich zur nächsten Phase übergehen, sondern das CD-Gerät anhalten und sich ganz Ihren Stimmungen und Gefühlen hingeben. Nach einer Weile können Sie die Übung nochmal wiederholen, um die Entspannung zu vertiefen.

Aber auch nach den »aktiven« Phasen der assistierten Fortpflanzung, das heißt nach der Insemination oder dem Embryotransfer, ist es empfehlenswert, dass Sie sich regelmäßig mit der FertiRelax-CD tief entspannen. In dieser Phase ist das neue Leben in Ihnen nämlich ganz besonders auf die Unterstützung durch Ihre positiven Gedanken und Gefühle angewiesen. Wir wünschen Ihnen innere Harmonie, Ausgeglichenheit und ein tiefes Vertrauen auf die eigenen Kräfte, die Ihr Wunschkind auf seiner großartigen Reise ins Leben begleiten.

Trotz allem: Es kommt kein Kind …

Wenn trotz aller Bemühungen das ersehnte Kind nicht kommen will, muss das Paar früher oder später seine Kinderlosigkeit akzeptieren. Psychologische Betreuung und Selbsthilfegruppen können dem Paar in dieser Zeit dabei helfen, neue Lebensperspektiven zu finden. Und es gibt noch die Möglichkeit, ein Kind zu adoptieren. Allerdings ist dies oftmals ein ebenso beschwerliches Unterfangen wie eine medizinische Kinderwunschbehandlung.

Wie Sie diese Situation bewältigen können

»Das ist die Sehnsucht: wohnen im Gewoge
Und keine Heimat haben in der Zeit.
Und das sind die Wünsche: leise Dialoge
Täglicher Stunden mit der Ewigkeit.«
Rainer Maria Rilke

Ausstieg aus der Behandlung, Abschiednehmen vom Kinderwunsch – eines der heikelsten Themen für betroffene Paare und eines, das oft lange Zeit tabu ist. Die Frage »Was kommt danach, was, wenn es nicht klappt?« wird wie etwas Magisches behandelt, wie eine »self-fulfilling prophecy« (die sich selbst erfüllende Prophezeiung): als ob Geschehnisse bereits eintreten könnten, wenn man nur daran denkt. Doch wenn alle Behandlungen nicht zum Erfolg führen, kommt irgendwann der Punkt, an dem man der Frage nicht mehr ausweichen kann.

Abschied vom Wunschkind

Sich der genannten Frage zu stellen, ist in ganz unterschiedlichen Phasen des Prozesses möglich. Die Grenze der Behandlung ist durch die eigene Entscheidungskraft, aber auch durch die Leidensfähigkeit des Paares gegeben und bei manchen ist diese sehr schnell erreicht, bei anderen vielleicht erst zu einem späten Zeitpunkt. Es kann eine bewusste, aktive Entscheidung gegen die medizinische Fremdbestimmung sein, aber auch eine passive: Man fühlt sich ausgelaugt, frustriert, mit den Nerven am Ende. Die Frauen können den regelmäßigen, vom Zyklus beherrschten Wechsel von Hoffnung und Verzweiflung nicht mehr ertragen. Der Rückzug in die innere Isolation wird immer stärker, und schließlich möchten sie sich auch dem Arzt nicht mehr anvertrauen. Denn ihm gegenüber haben sie doch auch irgendwie »versagt«, nicht richtig funktioniert, keine »gute, erfolgreiche« Patientin abgegeben.

Dass sie an einem Endpunkt der Therapie angekommen sind, wird den Paaren oft zunächst gar nicht richtig bewusst. Dies vollzieht sich vielmehr in scheinbar unbedeutenden Handlungen oder Reaktionsweisen: Sie gehen immer unregelmäßiger zu den Sprechstunden oder sagen vereinbarte Termine kurz vorher ab. Sie vergessen, die Medikamente in der Apotheke abzuholen, oder nehmen die Hormontabletten in der falschen Dosis ein. Der Mann ist zum Zeitpunkt der Spermaprobenabgabe plötzlich nicht mehr verfügbar – auf Geschäftsreise, mit Freunden unterwegs, mit dem Auto im Stau stecken geblieben.

Nach dieser Phase kommt bei den Frauen dann oft der völlige Zusammenbruch: Plötzlich gibt es kein Halten mehr, Schmerz, Wut, Trauer und die ganze Qual der letzten Jahre entladen sich in nicht enden wollenden Tränenausbrüchen. Diese Zeit ist für das Paar sehr hart, denn es befindet sich in einer Art Ausnahmezustand. Außerdem haben die Frauen in ihrem sozialen Umfeld oft kaum die Möglichkeit, solche Gefühle auszuleben, ohne dass sie für hysterisch und neurotisch gehalten werden.

Psychologische Betreuung und Selbsthilfegruppen

Eine große Hilfe ist dann für das Paar, wenn es schon während der Kinderwunschbehandlung in psychotherapeutischer oder psychologischer Begleitung war. Auch Selbsthilfegruppen können diese akute Phase des Leidens auffangen und den Paaren einen geschützten Raum für Aussprachen und die Verarbeitung ihrer Emotionen geben. Die Geschichten der anderen Kinderwunschpaare, das Gespräch über die gleich erlebten Gefühle ermöglichen in diesen Gruppen dann oft auch den ersten Schritt in eine neue Richtung. Das Paar bekommt von anderen »vorgelebt«, die ohne den Erfolg von Schwangerschaft und Geburt durch eine Sterilitätsbehandlung gegangen sind, wie die Zukunft ohne Kinder aussehen kann. Sie lernen, dass es möglich ist, vom Leiden an der Kinderlosigkeit befreit zu werden, und dass es auch einen anderen Lebenssinn gibt.

Akzeptieren der Kinderlosigkeit

In dieser Phase beginnt für das Paar dann häufig die Akzeptanz der Kinderlosigkeit. Ganz langsam, ganz vorsichtig lassen die Frauen den Gedanken zu, dass sie vielleicht niemals das Erlebnis von Schwangerschaft und Geburt haben werden. Sie setzen sich intensiv mit der Frage auseinander, ob das Problem mit der Unfruchtbarkeit nicht schicksalsgegeben, ob es nicht ihre Vorbestimmung sein könnte, ein Leben ohne Kinder zu führen. Allmählich tauchen Überlegungen auf, wie dieses Leben dann aussieht, welche Chancen daraus erwachsen, welche Aufgaben entstehen. Sicher wird diese Zeit noch immer von Trauer begleitet sein und manchmal kehren auch die alten Dämonen von Depression, Zwang und Verzweiflung zurück. Doch sie vernebeln nicht mehr die ganze Existenz.

Neue Lebensperspektiven

Vieles ist überwunden, wenn die Paare frei von Angst über ihre Kinderlosigkeit reden können und zum Beispiel sagen: »Wir sind auch ohne Kind glücklich.« Die ganze Kraft, die sie bisher aufbringen mussten, um die Behandlungen durchzuhalten, können sie nun für neue, gemeinsame Lebensziele verwenden. Viele Paare beschreiben diese Zeit als besonders intensiv und wertvoll. Lang zurückgehaltene Gedanken und Bedürfnisse werden nun ausgesprochen und oft auch die Vorstellungen von Elternschaft und Kinderkriegen erstmals richtig offenbart. Dabei kommen die Partner nicht selten zu den erstaunlichsten Erkenntnissen. Zum Beispiel, dass die Frau ja eigentlich schon immer eine Zusatzausbildung machen wollte und insgeheim öfter überlegt hat, wie sie das mit einem Kind »unter einen Hut« bringen könne. Oder, dass sich der Mann nur wegen der Schwiegereltern auf die Vaterrolle eingestellt hatte, dass ihm aber insgeheim die damit einhergehende Verantwortung und Lebensveränderung als bedrohlich und fremd erschienen war. Beide sind dann froh, dass sie über diesen – wenn auch harten – Weg so viel über sich selbst erfahren können und dass dies auch ihrer Beziehung zueinander eine neue Qualität gibt.

Es handelt sich hierbei um einen Prozess der persönlichen Reifung, der dem Kinderwunschpaar nun Lebensperspektiven eröffnet, die ihm vorher verschlossen waren.

Ist Adoption eine Alternative?

Viele Kinderwunschpaare können sich eine Adoption gut vorstellen: »Wenn die medizinischen Bemühungen für ein leibliches Kind keinen Erfolg bringen, dann adoptieren wir eben eins. Hauptsache, wir werden eine Familie und können mit Kindern zusammenleben.« Diese Einstellung hat etwas sehr Positives, denn: Es gibt so viele Kinder auf der Welt, die unter Hunger und Armut leiden, so viele, die von ihren Eltern nicht angenommen werden können oder wollen – warum sollten Wunscheltern, die keine eigenen Kinder bekommen können, hier nicht ein gutes Werk tun und diesen kleinen Wesen zu einem normalen Leben verhelfen? Doch auch wenn vieles dafür spricht und für manches Kind, das in die Welt gesetzt wurde, dies die Rettung aus Seelenpein und sozialer Not wäre: Eine Adoption ist mit großen Hürden verbunden und manchmal kaum weniger aufwändig, belastend und vielleicht auch enttäuschend als die Kinderwunschbehandlung.

Am Anfang steht die Bürokratie

Da sind zunächst die bürokratischen Barrieren: Adoptionswillige Paare müssen wissen, dass sie nicht einfach zum Jugendamt oder zur Vermittlungsstelle für Auslandsadoptionen gehen, um kurze Zeit später ein Kind bei sich aufnehmen zu können. Wer einen Antrag stellt, muss sehr viel von sich preisgeben – seine Einkommensverhältnisse, seine Wohnsituation, den Beruf, das Freizeitverhalten, das soziale Umfeld, in dem er lebt. Dabei heißt es, seitenlange Fragebögen ausfüllen und ausführliche Gespräche mit dem Sozialarbeiter führen. Darüber hinaus gibt es gesetzliche Regelungen, die die Möglichkeiten für eine Adoption begrenzen, sowie gewisse Einschränkungen, wie zum Beispiel das Alter der Adoptiveltern (siehe dazu »Häufige Fragen und Antworten zur Adoption«, Seite 155 ff.). Recht schnell kann man hier den Eindruck bekommen, Bittsteller zu sein und nicht etwa großzügiger Helfer für Hilfe suchende, bedürftige Kinder.

Doch selbst wenn das Paar vom Alter und von der Lebenssituation her in das Raster passt und sich durch den Papierwust von Anträgen hindurchgearbeitet hat, kann es sich eines Adoptivkindes noch lange nicht sicher sein. Es wird sich einer detaillierten psychologischen Prüfung unterziehen müssen, in der man alles beleuchtet, was das Paar zum Thema Kinderwunsch, Partnerschaft und Familie denkt und fühlt. Dabei werden auch Fragen zur bisherigen »Kinderwunschkarriere« kommen und der Psychologe betrachtet genau, in welchem Stadium das Paar sich befindet, ob es die Behandlungen seelisch verarbeitet hat und offen für andere Wege ist.

Adoption ist kein weiterer »Therapieschritt«

Viele fragen sich, warum es den Adoptiveltern so schwer gemacht wird. Doch haben vor allem die psychologischen Begutachtungen ihre Berechtigung, wenn man bedenkt, dass sie dem Kind helfen sollen, bei den neuen Eltern auch wirklich ein dauerhaftes und stabiles Zuhause zu bekommen. Wenn Paare sich zu einer Adoption entschließen, haben sie oft zermürbende Sterilitätsbehandlungen und große seelische Enttäuschungen hinter sich. Sind ihre psychischen Wunden aber noch nicht verheilt, ist das Thema noch nicht abgeschlossen, besteht die Gefahr, dass sie auch für ein Adoptivkind innerlich noch gar nicht bereit sind. Das Kind könnte dann sozusagen ein weiterer »Therapieschritt« sein, um das Paar von dem Leidensdruck der Unfruchtbarkeit zu befreien. Das allerdings ist riskant, denn das Kind soll nicht den Eltern helfen, sondern umgekehrt.

Viel Liebe für das Adoptivkind nötig

Die Adoptiveltern müssen voll und ganz für das Kind da sein, das sie zu sich geholt haben. Dafür braucht es aber, so sagen erfahrene Adoptiveltern, große Kraft. Und dazu Mut, Selbstbewusstsein und eine stabile Partnerschaft. Denn besonders bei älteren Kindern – und das sind die weitaus häufigeren Adoptionsvermittlungen, Säuglinge werden nur selten zur Adoption freigegeben – muss man davon ausgehen, dass sie in ihrem jungen Alter schon sehr schlimme Erfahrungen machen mussten und durch das Gefühl von Trennung und Verlassenwerden extrem psychisch belastet sind. Solche Kinder brauchen besonders viel Zuwendung und Liebe, damit sie allmählich Vertrauen aufbauen können und Verletzungen von früher langsam verheilen.

Selbst wenn sich das Kind aber gut in die Familie eingelebt hat und es die Adoptiveltern wie seine leiblichen Eltern annimmt: Irgendwann wird es vielleicht die Frage stellen, woher es kommt, wo seine eigentlichen Wurzeln sind. Dies ist für die Adoptiveltern die nächste »Feuerprobe«, die sie nur bestehen können, wenn sie sich ganz offen zu der Nichtleiblichkeit des Kindes bekannt und akzeptiert haben, dass es zwei weitere Menschen gibt, die seine biologischen Eltern sind.

Ratschläge und Hilfen für Adoptionseltern

Einige Paare versuchen über Auslandsvermittlung ein Kind zu bekommen, vor allem wenn sie nach dem hierzulande geltenden strengen Auswahlkriterien schon zu alt sind oder aus anderen Gründen nicht berücksichtigt wurden. Sollten sie aber »auf eigene Faust« in einem Dritte-Welt-Land ein Kind suchen oder sich auf private Organisationen verlassen, birgt das große Risiken. Leider gibt es gerade auf diesem Gebiet viele »schwarze Schafe«, Menschenhändler, die die Verzweiflung von Kinderwunschpaaren und die Not der Familien in Entwicklungsländern schamlos ausnutzen, um kommerziellen Nutzen daraus zu schlagen. So werden häufig auch Babys für teures Geld verkauft, die gar nicht ohne familiäre Bindung sind, die man der Mutter entrissen oder den Familienangehörigen für eine Minimalvergütung einfach abgeschwatzt hat.

Wenn ein Paar solch ein Kind bekommt, ist auch die Gefahr relativ groß, dass die Papiere gefälscht sind und von den deutschen Behörden nicht anerkannt werden. Deshalb ist es besonders wichtig, sich nur an staatlich anerkannte Vermittlungsorganisationen zu wenden und sich dort über die Möglichkeiten einer Auslandsadoption beraten zu lassen.

Adressen seriöser Vermittlungseinrichtungen erhält man bei den Jugendämtern oder Familienberatungsstellen.

Häufige Fragen und Antworten zur Adoption

Welche rechtliche Grundlagen sind im Gesetz verankert?

Gemäß § 1741 BGB »... ist die Annahme eines Kindes (= Adoption) zulässig, wenn sie dem Wohl des Kindes dient und zu erwarten ist, dass zwischen dem Annehmenden und dem Kind ein Eltern-Kind-Verhältnis entsteht. Die Annahme bedarf der Einwilligung des Kindes (oder seines gesetzlichen Vertreters) und grundsätzlich auch der Einwilligung der Eltern des Kindes.

Diese Einwilligungen müssen gegenüber dem Vormundschaftsgericht erklärt werden und bedürfen der notariellen Beurkundung.«

Mit der Annahme eines Kindes erlöschen übrigens auch die bisherigen Verwandtschaftsverhältnisse des Kindes und die sich daraus ergebenden Pflichten und Rechte, wie zum Beispiel das Erbrecht.

Welche grundlegenden Überlegungen sollte man treffen, bevor man sich entschließt, ein Kind zu adoptieren?

Das Wichtigste bei einer Adoption ist, dass man einem Kind ein neues Zuhause bieten möchte. Dieses Motiv sollte vor allen anderen Motiven stehen. Es geht also weniger darum, das passende Kind für die Eltern zu suchen, sondern vielmehr darum, für ein Kind die passenden Eltern zu finden.

Abgesehen von den vielen rechtlichen Voraussetzungen, die für eine Adoption erfüllt werden müssen, wird stets eines für die Adoptiveltern offen bleiben: die Tatsache, dass das angenommene Kind immer, auch wenn die Bindung noch so eng sein wird, ein Kind fremder Eltern bleiben wird.

Gibt es spezielle Kriterien, die Adoptiveltern erfüllen müssen?

Es gibt kein gesetzlich festgelegtes Alter, jedoch sollten Adoptiveltern nicht zu alt bzw. zu jung sein. Jugendämter sehen es lieber, wenn Paare unter 40 Jahre, aber mindestens 25 Jahre alt sind. Die Adoptiveltern müssen nicht unbedingt verheiratet sein, aber auch dieser Aspekt wird auf den Jugendämtern »bevorzugt«, weil durch eine Heirat in der Familie eine bessere finanzielle und rechtliche Absicherung für die Kinder besteht.

Neben Ehepaaren können auch Einzelpersonen ein Kind adoptieren, allerdings gilt in diesen Fällen nach BGB § 1741 (2) Satz 1: »Wer nicht verheiratet ist, kann ein Kind nur alleine annehmen.«

Welche Aufgabe hat die Vermittlungsstelle bei einer Adoption?

Die Vermittlungsstellen müssen herausfinden, ob ein Kind nur als »Ersatz« für etwas dient, das sich die Eltern nicht mehr erfüllen können, wie etwa ein Ersatz für ein verstorbenes Kind, einen Spielkameraden für ein bereits vorhandenes eigenes oder gar als Ersatz, wenn sie keine eigenen Kinder bekommen können. Wenn das Kind also schon mit einer »Aufgabe« in die Familie kommt, tut es sich mit Sicherheit schwer, diese zu erfüllen. Probleme sind vorprogrammiert. Mit dieser Einstellung überträgt man eigene Probleme auf das Kind, das diesen Ansprüchen meist nicht gewachsen ist.

Man sollte ein Kind aus freien Stücken annehmen und nicht die Lösung der eigenen Probleme adoptieren! Daneben müssen natürlich noch eine ganze Menge Formalien vom Amt geprüft werden.

Wie sieht solch ein »Eignungsverfahren« beim Jugendamt aus?

Es gibt Unterschiede bei den Verfahren, aber in jedem Fall finden zuerst ausführliche Gespräche mit den Bewerbern statt, manchmal werden auch Rollenspiele durchgeführt, um so die zukünftigen Eltern zu testen. Man sollte sich öfter beim Jugendamt melden, damit offensichtlich wird, wie sehr man sich für ein/das Kind interessiert. Man sollte also zum Beispiel dem Jugendamt Bescheid geben, wenn man eine Urlaubsreise antreten möchte, oder nachfragen, ob das Jugendamt Infoabende anbietet, auch, ob das Amt Kontakt zu anderen Adoptivfamilien herstellen kann.

Neben einer Menge an Fragebögen muss man noch einige andere Unterlagen einreichen: unter anderem Geburtsurkunde, Heiratsurkunde, ausführliche Lebensberichte, Gesundheitszeugnis vom Hausarzt, polizeiliches Führungszeugnis, Personalausweis oder Reisepass, Einkommensnachweis, Vermögens- und Schuldennachweise, Nachweis der Staatsangehörigkeit.

Wie lange dauert es gewöhnlich, bis der Antrag auf Adoption eines Kindes genehmigt wird?

Von einem Jahr bis zu sechs oder sieben Jahren! Eignungsverfahren und die sich daran anschließende Wartezeit nehmen sehr viel Zeit in Anspruch. Und es gehört auch ein wenig Glück dazu, dass das passende Adoptivkind gefunden oder geboren wird.

Welche Kosten fallen bei einer Adoption an?

Die Kosten hängen davon ab, ob man ein Kind aus dem In- oder dem Ausland adoptiert. Meist fallen bei einer Adoption durch das zuständige Jugendamt Kosten in Höhe von 75 bis 100 Euro an. Bei einer Auslandsadoption kommen zusätzliche Kosten für Flüge, den dortigen Aufenthalt, Anwälte vor Ort und Gerichtskosten hinzu.

Auch die Vermittlungsagenturen verlangen je nach Land unterschiedlich hohe Gebühren.

Gibt es finanzielle Unterstützung vom Staat?

Wer ein Kind adoptiert, bekommt die gleichen sozialen Leistungen gezahlt wie andere Eltern auch. Man muss natürlich auch hier selbstständig und vor allem rechtzeitig die folgenden Stellen informieren und die entsprechenden Anträge stellen:

- ✔ Einwohnermeldeamt zur Anmeldung des Kindes
- ✔ Finanzamt zur Eintragung eines Kinderfreibetrages und Änderung der Steuerklasse
- ✔ Arbeitgeber zur Beantragung von Elternzeit
- ✔ Kindergeldkasse für Kindergeld
- ✔ Krankenkasse, damit das Kind familienversichert ist
- ✔ Erziehungsgeldstelle für die Beantragung von Erziehungsgeld
- ✔ Kinderarzt, um ihm das ärztliche Gutachten des Kindes vorzulegen

Was muss ich wissen, wenn ich ein Kind aus dem Ausland adoptieren möchte?

Da es in Deutschland mehr Erwachsene gibt, die ein Kind adoptieren wollen, als Kinder, die zur Adoption freigegeben sind, erhöht sich die Zahl ausländischer Kinder, die von Deutschen adoptiert werden. Wenn man ernsthaft der Ansicht ist, ein Kind aus dem Ausland adoptieren zu wollen, ist es am besten, sich nach der Überprüfung durch das Jugendamt an einen Verein (es gibt Vereine, die sich auf bestimmte Länder spezialisiert haben) oder an eine Agentur zu wenden.

Man wird dort meist nur als »mögliche Eltern« akzeptiert, wenn man keine Wünsche bezüglich Geschlecht und Herkunftsland hat. Man sollte also den Wunsch besser allgemein halten, zum Beispiel »ein Kind aus Russland, bis 3 Jahre«. Ein Ehepartner muss mindestens 21, der andere mindestens 25 Jahre alt sein.

Der Weg ist das Ziel

»Eure Kinder sind nicht Eure Kinder.
Sie sind die Antwort der Frage des Lebens
nach sich selbst.
Sie kommen nicht von Euch,
Sie kommen durch Euch,
Und auch wenn sie bei Euch sind,
Gehören sie Euch nicht.«

Khalil Gibran

Kinder sind ein wunderbares Geschenk, denn sie geben uns die Möglichkeit, das Leben auf ganz besondere Weise zu erfahren. Kinder sind auch das Band zwischen den Generationen, sie helfen, den Bogen vom Vorgestern zum Übermorgen zu spannen. Und doch ist das Kinderkriegen nicht einfach verfügbar, nicht etwas, auf das wir einen »Anspruch« haben, wie das Gedicht des libanesischen Philosophen und Poeten Khalil Gibran auf eindrucksvolle Weise beschreibt.

Als Liebe, die sich fruchtbar gemacht hat und die Beziehung zwischen Mann und Frau in eine andere Dimension hebt, spielen Kinder für die meisten Paare eine zentrale Rolle. Doch sie sollten viel mehr als Begleiter und Weggefährten den Lebensweg ihrer Eltern mitgestalten und nicht als dessen einzige Sinnerfüllung funktionieren müssen. Kinder können ein Segen sein, aber sie bedeuten auch große Verantwortung, Pflicht, Aufgabe – zuweilen sogar Last und Leid. Dass ein Kind seinen Eltern auf seinem Weg von Schwangerschaft und Geburt bis zum Erwachsenwerden sehr viel abverlangt, dass es ihnen auf diesem Weg nicht nur Glück und Freude schenken, sondern auch Schmerz, Kummer und Sorgen bereiten kann, gerät Kinderwunschpaaren in ihrer oft unermesslichen Sehnsucht nach einem Baby manchmal aus dem Blickfeld. Genauso wie übrigens auch die Erkenntnis, dass die Entscheidung für ein Kind immer auch eine Entscheidung gegen andere Formen der schöpferischen Lebensgestaltung ist, dass Elternschaft auch Verzicht heißt und ein Stück weit Selbstaufgabe.

Diese Fähigkeit, das Thema Kinderkriegen in einem größeren Zusammenhang zu betrachten und sogar mit einer gewissen Distanz das Für und Wider abwägen zu können, ist aber gerade für Kinderwunschpaare besonders wichtig. Denn oft entsteht erst durch die Annahme des eigenen Schicksals die nötige Zuversicht, dass sich alle Wünsche – auch der Wunsch nach einem Baby – erfüllen werden. Erst durch die Akzeptanz, dass auch andere Lebensentwürfe glücklich machen können, wächst das Vertrauen, dass der persönliche Weg der richtige ist – derjenige, der der individuellen Bestimmung und Entwicklung auf optimale Weise entspricht.

Nur einen scheinbaren Umweg gehen

Wenn Sie diese Zusammenhänge für sich so annehmen können, wird Ihnen der scheinbare Umweg, den Sie und Ihr Partner vielleicht beim Schwangerwerden gehen (müssen), als wichtiger Teil Ihres Lebensweges deutlicher werden. Es wird Ihnen gelingen, eine andere, erweiterte Perspektive zu Ihrem Leben zu erhalten. Möglicherweise eröffnet sich Ihnen durch diese umfassendere Sichtweise auch ein ganz besonderer Zugang zu Ihrem Partner sowie auch zu Ihrem eigenen Körper – und mit Sicherheit auch zu Ihrem Kind in seiner wunderbaren Einzigartigkeit.

Wir wünschen Ihnen, liebe Leserin, lieber Leser, von Herzen, dass dieses Buch mit seiner ganzheitlichen Betrachtung der Kinderwunschbehandlung und der FertiRelax-Methode Ihnen helfen wird, diese erweiterte Perspektive für Ihr Leben zu finden. Bitte schreiben Sie uns von Ihren Eindrücken und Erkenntnissen, die wir anderen Paaren mit unerfülltem Kinderwunsch auf ihrem Weg mitgeben dürfen.

Christian J. Thaler
Sabine Kindler-Doleschel

Glossar

Abort: Fehlgeburt bis zur 24. Schwangerschaftswoche
Androgene: männliche Hormone
Antikörper: Eiweißmoleküle des Immunsystems, die körperfremde Substanzen erkennen und unschädlich machen können
Basaltemperatur: Körpertemperatur nach dem Aufwachen, aber vor dem Aufstehen
Beta-HCG: Schwangerschaftshormon
Biopsie: Gewebeentnahme
Chlamydien: Bakterienart, die sexuell übertragen wird und in den Geschlechtsorganen zu Entzündungen führen kann
Chromosomen: Träger der Erbanlagen
Corpus luteum: Gelbkörper, der nach dem Eisprung aus den Resten des Follikels entsteht und das weibliche Geschlechtshormon Progesteron bildet
Ejakulation: Samenerguss
Embryo: Eizelle nach dem Verschmelzen des Zellkerns mit dem Samen bis zum 3. Schwangerschaftsmonat
Embryotransfer: Übertragung einer Eizelle in die Gebärmutter nach Befruchtung außerhalb des Körpers
Endometriose: Wachstum von Gebärmutterschleimhaut außerhalb der Gebärmutter
Extraunteringravidität: Eileiterschwangerschaft, Bauchhöhlenschwangerschaft
Fertilisation: Befruchtung
Fertilität: Fruchtbarkeit
Fötus: Bezeichnung des Ungeborenen im Mutterleib ab dem 4. Schwangerschaftsmonat
Follikel: Eibläschen, in dem sich die Eizellen während des Wachstums und der Reifung befinden
Follikelpunktion: Entnahme von reifen Eizellen aus den Eierstöcken
FSH: follikelstimulierendes Hormon, das Wachstum und Entwicklung der Eizellen fördert
Gameten: Ei- und Samenzellen

GnRH: Gonadotropin-Releasing-Hormone; Freisetzungshormon des Hypothalamus, das die Ausschüttung von FSH und LH bewirkt

GnRH-Agonist: Arzneimittelwirkstoff, der die GnRH-Rezeptoren kontinuierlich belegt und unempfindlich macht. Es kommt somit nach einer einmaligen Entleerung der Hirnanhangsdrüse zu einer Unterdrückung der Ausschüttung von FSH und LH

GnRH-Analoga: Medikamente, die die Freisetzung der körpereigenen Fruchtbarkeitshormone aus der Hirnanhangsdrüse und damit die Stimulation der Eierstöcke unterdrücken

GnRH-Antagonist: Arzneimittelwirkstoff, der zur Blockade der GnRH-Rezeptoren führt und somit die Ausschüttung von FSH und LH unterdrückt

HCG: humanes Choriongonadotropin, das für die Aufrechterhaltung des Gelbkörpers sorgt und bei der medizinisch unterstützen Befruchtung zur Eisprungauslösung verwendet wird

Hypophyse: Hirnanhangsdrüse, die die Fruchtbarkeitshormone FSH und LH ausschüttet

Hypothalamus: übergeordnetes Hormonsteuerungszentrum im Mittelhirn

Implantation: Einnistung einer befruchteten Eizelle in die Gebärmutterschleimhaut

Insemination: Einbringen von Samen in Scheide oder Gebärmutter mit technischen Hilfsmitteln

Infertilität: Unfruchtbarkeit, Unmöglichkeit, schwanger zu werden (siehe auch Sterilität)

Intrazytoplasmatische Spermieninjektion (ICSI): Methode der medizinisch unterstützten Befruchtung, bei der ein Spermium direkt in eine reife Eizelle eingespritzt wird

In-vitro-Fertilisation: Methode der medizinisch unterstützten Befruchtung, bei der reife Eizellen aus den Eierstöcken der Frau mit Samenzellen des Mannes außerhalb der Gebärmutter zusammengeführt, bebrütet und dann als Embryonen in die Gebärmutter zurückgeführt werden

Kryokonservierung: Aufbewahrung von Eizellen und/oder Samen bei großer Kälte (ca. –196 °C in flüssigem Stickstoff)

Laparoskopie: Bauchspiegelung
LH: luteinisierendes Hormon; löst den Eisprung aus
MESA: mikrochirurgische epididymale Spermienaspiration; Entnahme von Spermien aus den Nebenhoden
Mikroinjektion: anderer Begriff für die Intrazytoplasmatische Spermieninjektion
Östrogene: weibliche Geschlechtshormone, die unter anderem den Aufbau der Gebärmutterschleimhaut bewirken
Ovar: Eierstock
Ovulation: Eisprung; die Eizelle verlässt den Follikel im Eierstock und tritt in den Eileiter über
Plazenta: Mutterkuchen; sorgt für die Ernährung des Fötus, produziert Hormone, die die Schwangerschaft erhalten
Progesteron: Gelbkörperhormon; es bereitet die Gebärmutterschleimhaut auf die Einnistung eines Embryos vor und erhält eine Schwangerschft aufrecht
Prolaktin: Hormon aus der Hirnanhangsdrüse, das für die Milchbildung nach der Geburt verantwortlich ist
Reproduktion: Fortpflanzung
Spermiogramm: Bestimmung der Anzahl, Beweglichkeit und Form der Spermien
Spermium: einzelne männliche Samenzelle; Plural: Spermien
Sterilisation: Durchtrennung der Eileiter bei der Frau oder der Samenwege des Mannes zur Schwangerschaftsverhütung
Sterilität: Unfruchtbarkeit
Stimulation: Aktivierung der Eierstöcke mittels Hormonen, damit mehrere Follikel heranreifen
TESE: Testikuläre Spermienextraktion; Entnahme von Hodengewebe zur Gewinnung von Spermien
Testosteron: männliches Geschlechtshormon, das die Spermienbildung und -reifung fördert
TSH: Schilddrüsensteuerungshormon aus der Hypophyse
Uterus: Gebärmutter
Zervixschleim: Gebärmutterhalsschleim
Varikozele: Kampfader am Hoden
Zyste: mit Flüssigkeit gefüllter Hohlraum

Hilfreiche Adressen

Prof. Dr. med. Christian J. Thaler
Leiter der Sektion für Gynäkologische Endokrinologie,
Familienplanung und Reproduktionsmedizin
Frauenklinik der Ludwig Maximilians Universität
München-Großhadern
Marchioninistraße 15
81377 München
Tel: 089/7095-6825
Fax: 089/7095-3844
www.ivf-uni-muenchen.de

Wunschkind
Fehrbelliner Straße 92
10119 Berlin
Tel und Fax: 0180/5002166
www.wunschkind.de
(hier Infos über Selbsthilfegruppen)

Bundesverband für Eltern, Pflegeeltern und Tagesmütter e. V.
Witzfeldstraße 17
40667 Meerbusch
Tel: 02132/76524
(hier Infos zu Adoption, Pflegekind etc.)

Arbeitsgemeinschaft Universitärer Reproduktionsmedizinischer Zentren (URZ)
http://www.unirepromed.de/

Bundesverband Reproduktionsmedizinischer Zentren
Dudweilerstraße 58
66111 Saarbrücken
Tel: 0681/373551
www.repromed.de
(hier Infos zu Kinderwunschzentren in Deutschland)

Pro Familia
Deutsche Gesellschaft für Familienplanung, Sexualberatung
Stresemannallee 3
60596 Frankfurt
Tel: 069/639002
www.profamilia.de
(hier Infos zu Partnerschaft etc.)

Deutscher Familienband
Luisenstraße 48
10117 Berlin
Tel: 030/30882960
www.deutscher-familienverband.de
(ebenfalls Infos zu Familie, Partnerschaft)

Register

Hinweis:

Die Ratschläge im diesem Buch sind von den Autoren und dem Verlag sorgfältig erwogen und geprüft worden. Sie bieten jedoch keinen Ersatz für kompetenten medizinischen Rat. Jede Leserin und jeder Leser ist für sein eigenes Handeln selbst verantwortlich. Alle Angaben in diesem Buch erfolgen daher ohne jegliche Gewährleistung oder Garantie seitens des Verlages oder der Autoren. Eine Haftung der Autoren bzw. des Verlages und seiner Beauftragten für Personen-, Sach- und Vermögensschäden ist ausgeschlossen.

Audio-CD:
Entspannt zum Wunschkind mit der FertiRelax-Methode
Musik von der Gruppe Aurea
Tonmeister: Roberto Jung
Tonstudio: Village Studios, Neufarn bei München

1. Auflage 2005
Originalausgabe
Econ ist ein Verlag der Ullstein Buchverlage GmbH
ISBN-13: 978-3-430-19095-7
ISBN-10: 3-430-19095-7

Umschlaggestaltung: etwas neues entsteht, Berlin
Umschlagfoto: Phototonica
Gesetzt aus der Minion
Satz: LVD GmbH, Berlin
Druck und Bindearbeiten: Friedrich Pustet, Regensburg
Printed in Germany